お待たせしました！
つねに満員・キャンセル待ちの
大人気セミナーが、ふたたび目の前で始まる！

WCCMの

コメディカルによる
コメディカルのための

編著 西日本コメディカル
カテーテルミーティング

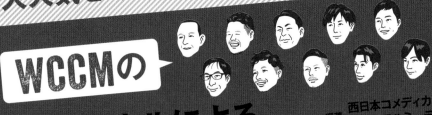

「PCIを知る。」
セミナー

第2弾は実践編

MC メディカ出版

発刊にあたり
～前代表・清水と現代表・赤松の mini 座談会～

 野崎（司会）：WCCM 発足の経緯を教えてください。

 清水（前代表）：京都のホテルに私が赤松さんと野崎さんを呼んだんです。当時、カテの学会が 2 つあって、私たちは赤松さん野崎さんとは違う学会に属していたんですよね。私は学会のコメディカル部会長をしていました。その当時、メディカルスタッフが何かをするときには医師の意見を聞かなくてはならなかったんですよ。なので何かをしようとするとさまざまな制限がかかっていました。ただ、そのなかでも世話人をしていた倉敷ライブ（現中国四国ライブ in 倉敷）なんかは比較的自由にさせてもらっていたんですよね。

 赤松（現代表）：そうそう、当時から世話人をしていた KCJL では、メディカルスタッフも自由にさせてもらっていたよね。それを見た重鎮の先生が、「これからはもっとコメディカルの会をしていくべきだよ」とおっしゃっていました。

 それから、メディカルスタッフ主体の勉強会みたいなのができないかと考えるようになったんだよね。

 その当時は、メディカルスタッフのための勉強会ってなかったんですか？

 医師が主導する会の中にはあったよ。

 単独ではなかったよね。だからどうにかしたいとなって動き出していき、まずは会を運営するコアメンバーを集めていったんだよね。

 人選はどのようにして考えたんですか？

 長続きするためにはいろんな意見が必要だと思ったから、同じ方向を向いている人たちではなく、私たちとは違う考えの人、違う団体に入っている人たちを誘うことにしました。暴走する人もいるだろうから、静止役の赤松さんを誘ったんですよ（笑）

 構想通りに組織が作れましたか？

 冒頭に話した京都のホテルで、会のコンセプトを聞きました。それが「コメディカルによるコメディカルのためのセミナー」です。

セミナーは格安すぎて大赤字になったこともあったし（笑）．テキストを作るのも高かったね。コアメンバーはメディカルスタッフにしたけど、顧問は大学教授の医師にお願いしたんですよ。

 初回のランチョンセミナーは大学教授の大先生に座長をしていただいたよね。

 大学教授の後ろ盾のある会になったから心強かったよね。

 新しい会で、なおかつ当時なかったコメディカルの会とあって、みなさん快く協力してくれましたよね。

 初回の WCCM は 2010 年に京都で開催しましたよね。事前登録なしだったので当日にならないとわからなかったんですが、収容人数 100 名を遥かに超える 150 名くらい来てしまったんですよね。

 用意していたテキストもお弁当もまったく足りませんでした。2 回目以降は事前登録制にしたけど、その当時は事前登録制というのも一般的ではなかったんだよね。

 2010 年に開始して、9 年間は京都・岡山・福岡と年に 3 回続けましたね。そして記念すべき 10 年目というときに、コロナが流行したんです。そこからですね、web に切り替えたのは。発足から 14 年が経ちましたが、これだけ続くと考えていましたか？

 長続きすることを一番に目指していました。本も出させてもらいましたね。

 本はどのようにして出版することになったんですか？

 私が提案したんですよ。WCCM が存在したっていう実績を残したかったんです。自分の子どもたちに、親の仕事を知ってもらいたいとも思いました。実現するためには言葉にすることは大切だと実感しました。

 多くの方に手に取っていただいたし、多くの病院にも置いてもらっています。

 第一弾は基礎的なところをテーマとしましたが、今回の第二弾は WCCM の特徴である、より実践的で具体的な内容を目指しました。

 臨床の現場でいろいろな課題があるなかで、メディカルスタッフが現場で困ったときに役に立つ本であってほしいよね。

 第二弾は第一弾の改訂版にはしたくなかったんです。なので第一弾を持っていなくても、

この第二弾だけでも理解できるようになっています。そのうえで基礎をさらに、と思った方には第一弾も手に入れていただければと思いますね。

学習の入り方って人によって違いますよね。基礎をきっちり学んだうえで実践を学ぶ人、一方でまずは実践を学んで、疑問解決のために基礎を振り返るという人も、学び方はいろいろです。

もう一つ質問ですが、今の時代、なんでも Web で情報が得られる時代です。WCCM は対面セミナーにこだわり、本にこだわる理由はなんですか？

対面セミナーへのこだわりですが、直接伝えられるということは大きいですね。Web での講演は、伝えきれないこともあります。

私も Web で勉強することも多いですが、同じ 1 時間でも得られる密度、理解度は全然違います。Web は気楽ですが、話を聞いていても右から左へと流れていってしまうんですよね。対面セミナーに行くと、周りがみんな勉強している雰囲気なので集中できます。終わったときの満足度がまったく違うんです。本へのこだわりですが、仕事中はスマホは触れませんが、カテ室や休憩室に本があったら読めますよね。

WCCM セミナーはテキストを毎回作ってきました。手元に資料を残すということにこだわり続けてきました。その集大成がこの本ですね。繰り返し学習できるのが最大のメリットです。

この本は、まるでセミナーを聞いているようにスライドとその解説が載っていて、セミナーを主体とする WCCM ならではのスタイルだと思います。

第二弾もたくさんの方に手に取っていただきたいですね。清水さん、赤松さんありがとうございました！ WCCM が今後も長く続きますように。

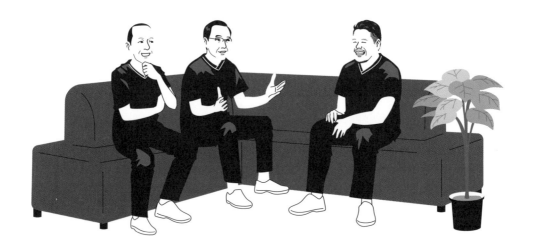

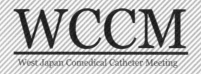

WCCM

West Japan Comedical Catheter Meeting

　西日本コメディカルカテーテルミーティング（West Co-medical Catheter Meeting：WCCM）は 2010 年に発足しました。初回は「ガラガラかもしれない」と不安でいっぱいでしたが、蓋を開けてみれば満席どころか会場に入り切れないほどの方に来ていただき嬉しい悲鳴をあげました。その反省を活かして、二回目からは事前登録制となりました。その後も満員御礼が続き、おかげさまで参加者数は延べ 5,000 名を超え、新型コロナ禍の Web 開催参加者を含めると 5,500 名の方々にご参加いただきました。本当に感謝の気持ちでいっぱいです。2016 年には「WCCM のコメディカルによるコメディカルのための「PCI を知る。」セミナー：つねに満員・キャンセル待ちの大人気セミナーが目の前で始まる！」が出版されました。今回、要望に応える形で第二弾の発刊となりました。「コメディカルのコメディカルによるコメディカルのためのセミナー」のコンセプトのもと、今後もメディカルスタッフの方々に愛される WCCM でありたいと思います。

e-mail：wccm-office@googlegroups.com
URL：https://www.wccm-since2010.com/

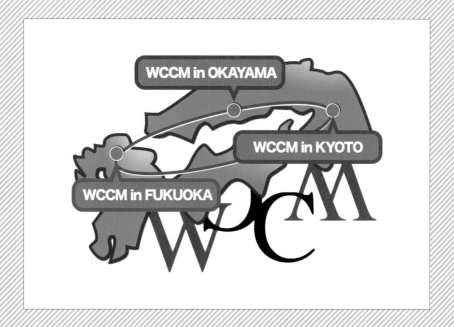

WCCMの

コメディカルによる
コメディカルのための

「PCIを
知る。」セミナー
第2弾は実践編

CONTENTS

LECTURE 1
心カテ前の検査

LECTURE 2
基礎

LECTURE 3

イメージング

LECTURE 4

デバイス

LECTURE 5

急変対応

LECTURE 6

合併症

LECTURE 7

略語集

執筆者一覧

赤松俊二

滋賀県立総合病院
臨床工学部
WCCM 代表世話人

野崎暢仁

医療法人新生会
総合病院高の原中央病院
WCCM 副代表世話人

徳永政敬

医療法人愛心会
東宝塚さとう病院　コメディカル部
WCCM 世話人（事務局）

川村幸士

医療法人同仁会（社団）
京都九条病院
医療技術部
WCCM 世話人

小林亮介

福山市民病院
臨床工学科
WCCM 世話人

白崎頌人

公益財団法人大原記念倉敷中央医療機構
倉敷中央病院
低侵襲カテーテル治療センター 心血管カテーテル室
WCCM 世話人

谷岡 怜

神戸大学医学部附属病院
臨床工学部
WCCM 世話人

村田貴志

医療法人輝栄会福岡輝栄会病院
心臓血管センター 臨床工学科
WCCM 世話人

柳田開成

三菱京都病院
臨床工学科
WCCM 世話人

湯面真吾

山口県済生会
山口総合病院 看護部
WCCM 世話人

LECTURE 1

心カテ前の検査

❶ 待機症例のとき
演者：白崎頌人

❷ 緊急症例のとき
演者：野崎暢仁

心電図で何をみるか

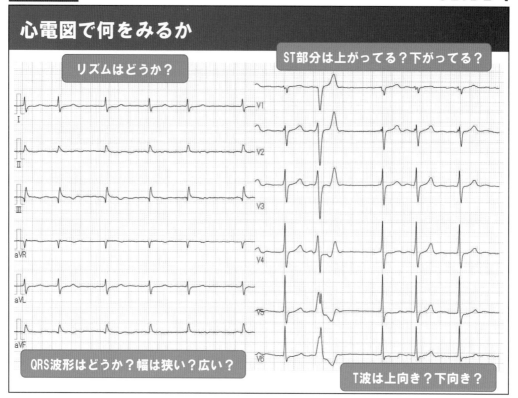

リズムはどうか？

ST部分は上がってる？下がってる？

QRS波形はどうか？幅は狭い？広い？

T波は上向き？下向き？

心電図の見方として、まずリズムを見ます。リズムを見るときに大切なのはP波の有無です。P波は心房の興奮で、P波を認める場合は洞調律であることが多いですが、P波を認めない場合は心房細動や心房粗動などの心房性不整脈、洞結節より下位の刺激伝導系の促進性の興奮も考える必要があります。

心拍数は50 bpm以下であれば徐脈、100 bpm以上であれば頻脈となります。徐脈の場合、洞不全症候群、房室ブロックの可能性があります。また頻脈の場合、心房性の不整脈か心室性の不整脈かを見極める必要があり、QRS波の幅・形で判断しましょう。心臓カテーテル検査では出血性合併症もあるので、不整脈が背景にある患者の抗凝固薬内服は重要な情報です。期外収縮があれば把握しておきましょう。心室期外収縮はwire perforationの際も起こることがあり、はじめから出ているものか、wire刺激によるものか判断するヒントとなります。

QRS波は心室の興奮です。QRS波はまず幅を見る必要があります。幅が100 ms以下の場合が正常（narrow QRS）であり、それよりも幅が広ければwide QRSといいます。Wide QRSでは心室内の伝導障害を起こしている可能性があり、左室の動きが悪くなっている場合もあります。また、形にも注目してください。脚ブロックになるとQRS波形が特徴的な波形となります。

ST部分は虚血性心疾患の判断に重要です。STの低下・上昇を認めた際は、心筋の虚血・障害を反映していることもあり、患者の症状も併せて判断しましょう。また、緊急の対応が必要な可能性もあるので、必ず医師に報告しましょう。

T波は心室の再分極のタイミングであり、虚血性心疾患ではT波の陰転化を認めることがありますので、ST部分と一緒に評価しましょう。さらにT波は、肥大型心筋症やたこつぼ型心筋症など他の心疾患でも変化がある部分です。心臓超音波検査のレポートもチェックしておきましょう。

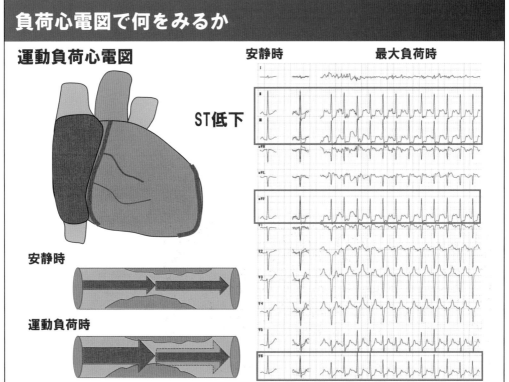

負荷心電図で何をみるか

運動負荷心電図　／　安静時　最大負荷時　ST低下　安静時　運動負荷時

　負荷心電図検査にはマスター負荷心電図、トレッドミル検査、エルゴメーター法があります。負荷心電図検査を行う目的は、心臓に負荷をかけ、虚血の有無、不整脈の出現や増減を観察することです。また、トレッドミル検査やエルゴメーター法は患者の運動強度の評価にも使用することができます。

　負荷心電図検査を行ううえで大切なことは患者の転倒を防ぐことです。検査には階段やランニングベルトを用いるため、負荷中はバイタル変化及び患者の体力に気をかけながら検査を行います。マスター負荷心電図は、規定の階段を1分30秒（マスターシングル）、3分（マスターダブル）、4分30秒（マスタートリプル）昇降する検査となります。検査中は心電図のモニタリングはできないため、症状を適宜聞くことが大切です。トレッドミル検査、エルゴメーター法はバイタル変化を観察しながら行うことが可能であり、目標心拍数もしくは他の中止基準に則り検査を行う必要があります。

　虚血性心疾患の負荷検査の場合、安静時には正常心電図で虚血を認めない症例も、負荷をかけることで狭窄や攣縮により十分な酸素を供給できず、虚血となり、ST変化が認められます。負荷中・負荷後はコントロールの心電図を参考にST変化を判定します。

　負荷心電図検査時は急変することも十分に考えられるため、医師や看護師とすぐ連絡がとれる環境、またDC（direct current〈DC〉defibrillator/ 直流除細動器）の準備や点検など機器の条件をしっかり整えたうえで検査を行いましょう。

WORD

[運動強度]マスター負荷心電図・トレッドミル検査：METs（1METは安静時の座位の運動強度）／エルゴメーター法：watt（3.0～3.5METsで30～50watt）

心エコー検査で何をみるか

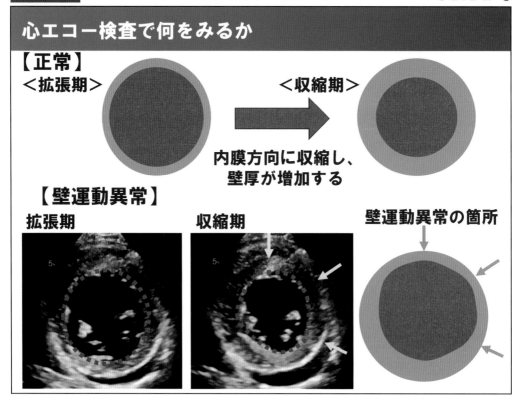

【正常】
<拡張期>　　　　　　　　　　　　<収縮期>

内膜方向に収縮し、壁厚が増加する

【壁運動異常】
拡張期　　　　　収縮期　　　　壁運動異常の箇所

　冠動脈の狭窄、閉塞に伴い左室の拡張能、収縮能が低下します。心エコーでの壁運動異常とは主に、左室の収縮能を評価したものとなります。左室の収縮能が正常の場合は収縮期に左室内膜面が内側に移動し、壁厚が増加することで左室内の血液を駆出します。左室壁運動異常がある場合は、内膜面の内側への移動が低下、壁厚増加が減少（hypokinesis）もしくは内膜面の内側への移動、壁厚増加が消失した（akinesis）状態となります。また、長時間の虚血により心筋の壊死が起こると、左室壁は輝度が上昇し（心エコーでは正常心筋より白く観察される）、壁が菲薄化します。虚血性心疾患の場合、冠動脈の支配領域に一致して左室壁運動異常が起こるため、左室壁運動異常は局所的となります。しかし、冠動脈 3 枝病変により広範囲に虚血が起こった場合、心エコーでは全体的な左室壁運動低下として観察されるため、心エコーだけでは心筋症や心筋炎など他の疾患との鑑別が困難です。そのため、血液検査や心電図、CT、MRI の所見等も参考に評価する必要があります。左室収縮能の指標の一つに LVEF（left ventricular ejection fraction/ 左室駆出分画率）があります。正常値は男性 64 ± 5%、女性 66 ± 5%とされています。重症度は 30〜40%が中等度低下、30%未満が高度低下とされています[1]。

　急性に広範囲で左室壁運動異常が起こると、心拍出量低下からショック状態となる可能性もあるため、そのような患者が心臓カテーテル検査室に入室する際には，補助循環の使用も考慮し準備しておきましょう。

TIPS

[左室壁運動異常の程度] hypokinesis：内膜面の内側への移動が低下し、壁厚の増加が減少。／akinesis：内膜面の内側への移動、壁厚の増加が消失。／dyskinesis：内膜が内側ではなく、外側に移動。

文献
1) 日本循環器学会．循環器超音波検査の適応と判読ガイドライン 2021 年改訂版．
　 https://www.j-circ.or.jp/cms/wp-content/uploads/2021/03/JCS2021_Ohte.pdf.（2024 年 3 月閲覧）

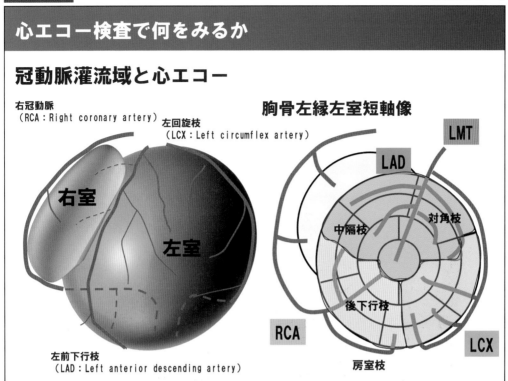

　心臓カテーテル検査前には、心エコーレポートで左室壁運動異常の場所を把握しておくと責任冠動脈の推測に役立ちます。右側の図は、胸骨左縁左室短軸像で左室を表したものに、冠動脈の走行を描写したものです。この図は左室を心尖部方向から見たもので、一番中心が心尖部の先端となります。

　LAD（left anterior descending artery/ 左前下行枝）は本幹が左室の前壁から心尖部に走行し、分枝した中隔枝が中隔方向に、対角枝が前壁から側壁方向に分かれています。LCX（left circumflex artery/ 左回旋枝）は本幹が側壁から後壁方向に走行しており、分枝した側枝が側壁・後壁の心尖部方向の領域に向かっています。RCA（right coronary artery/ 右冠動脈）は本幹が右の房室間溝を走行し、後下行枝（RCA#4PD）は下壁を心尖部方向に、房室枝（RCA#4AV）は後壁方向に走行します。また、RCA からも中隔枝が分枝しています。

　右側の図は、それぞれの冠動脈の灌流域を色で示しています（LAD：緑、LCX：青、RCA：黄色）。左室壁運動異常の場所がどの領域にあるかで、心エコーから冠動脈の責任病変の血管を予測することができます。さらに責任病変治療の際、デバルキングが必要なこともあります。またイメージングによる評価が脂質プラークに富んでいる病変であれば、末梢塞栓が起こる可能性があり、末梢塞栓により slow flow、no reflow となればその冠動脈の灌流域に一致して左室壁運動異常が生じます。他の灌流域の動きが悪ければ左心不全となる可能性もあるので、壁運動異常の場所の把握は重要です。

WORD

[胸骨左縁左室短軸像] 胸骨左縁にプローブを当てて画像を描出する。心エコー検査では基本的な断面の一つであり、心臓を輪切りにしたような像が描出できる。

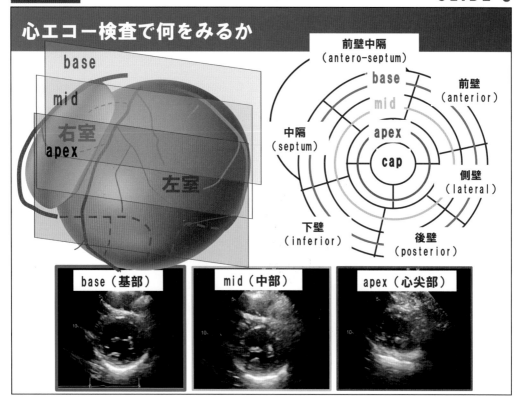

心エコー検査で何をみるか

base（基部）　mid（中部）　apex（心尖部）

　心エコーレポートもしくはカルテから情報を得る場合、記載されている文面から左室壁運動異常の場所を把握しなければならないことがあります。文面からどの場所に壁運動異常があるか理解しておくと非常に便利です。

　右の図は胸骨左縁左室短軸像を示したものです。心エコーで左室壁運動異常を評価する際は6つの区域（中隔：septum、前壁中隔：antero-septam、前壁：anterior、側壁：lateral、後壁：posterior、下壁：inferior）に分けられます。さらに評価した場所によって base（基部）、mid（乳頭筋レベル）、apex（心尖部）、cap と、区域と場所を併せて細かく分類していきます。

　LAD は中隔、前壁中隔、前壁、側壁領域、LCX は側壁、後壁領域、RCA は下壁、後壁、中隔領域を栄養しています。心エコー検査のレポートやカルテに記載されている左室壁運動異常が、冠動脈の灌流領域と一致していることを確認することで、責任冠動脈を推測することができます。さらに LAD 領域や LCX 領域は base に近い場所に左室壁運動異常があれば近位部病変の可能性があります。RCA は左室に灌流するのは #4PD や #AV のため、base に近い場所に壁運動異常がある場合でも近位部病変とはいえません。RCA は右室枝が近位から分枝しているので、右室の壁運動異常を認める場合は近位部病変の可能性が考えられます。左室だけではなく右室の壁運動異常にも注目する必要があります。

TIPS
[左室壁運動異常の領域と冠動脈の走行の関係] LAD：中隔（septum）、前壁中隔（antero-septam）、前壁（anterior）、側壁（lateral）／LCX：側壁（lateral）、後壁（posterior）／RCA：下壁（inferior）、後壁（posterior）、中隔（septum）

心エコー検査で何をみるか

弁の評価　胸骨左縁左室短軸像　大動脈弁レベル

- ・　正常

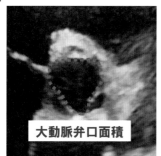

大動脈弁口面積

- ・　重度大動脈弁狭窄症

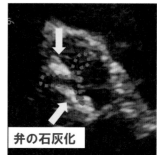

弁の石灰化

胸骨左縁左室長軸像　　**重度大動脈弁閉鎖不全症**

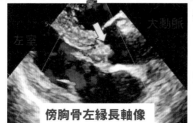

傍胸骨左縁長軸像

弁逆流の重症度
　　軽度　trivial　⇒　mild
　　⇒　moderate　⇒　severe　重症

弁狭窄の重症度
　　軽度　mild　⇒　moderate
　　　　　　　　⇒　severe　重症

　心エコーレポートを見るときは、左室壁運動異常に加えて弁の状態も確認しておくと、カテーテル検査・治療の際に役立ちます。

　先天性心疾患のない場合、右心系には三尖弁、肺動脈弁、左心系には僧帽弁、大動脈弁が存在します。これらの弁の逆流や狭窄は弁膜症といわれます。弁膜症が重症化すると心臓の負荷が増えていきます。例えば、AR（aortic regurgitation/ 大動脈弁閉鎖不全・大動脈弁逆流）は拡張期に大動脈弁で逆流を認め、左室の前負荷が増大します。また、AS（aortic stenosis/ 大動脈弁狭窄）の場合、大動脈弁の弁口面積が小さくなり、左室が収縮する際の抵抗となるため後負荷が増大します。

　弁膜症の重症度は、逆流の場合は、trivial（ごく少量）→ mild（軽度）→ moderate（中等度）→ severe（重度）という評価を行います。狭窄の場合は mild（軽度）→ moderate（中等度）→ severe（重度）という評価となります。

　カテーテルの際、特に注意しなければならないことは AS と AR の存在です。AS がある場合、左室と上行大動脈の圧較差が増大します。その状況下で血管拡張薬を投与してしまうと血管が拡張し、心臓への還流が減少することで前負荷が減少してしまいます。そうすると心拍出量の減少から血圧が低下し、結果ショック状態になることもあります。AR は補助循環を使用する際に評価しておかなければいけない項目です。IABP（intra-aortic balloon pumping/ 大動脈内バルーンパンピング）や IMPELLA は AR の重症度次第では使用を控えなければなりません。

　急変した場合に使用できる適切な補助循環を使用するためにも、弁膜症の有無とその重症度を把握しておくことは重要です。

血液検査で何をみるか

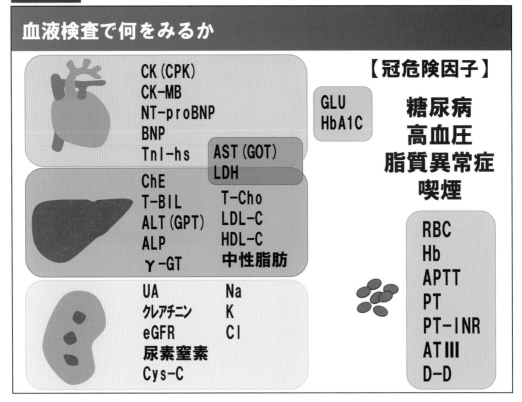

血液検査からは血球成分、酵素、抗原・抗体、遺伝子など非常に多くの情報を得ることができます。待機症例では患者の状態は安定しており、血液検査のデーターを把握してカテーテル検査に臨むことが可能です。生化学検査データーを見るうえで重要なことは、臓器ごとに検査項目を把握し現在の臓器の状態を知ることです。関連項目の高値、低値のデーターから原因疾患を推測します。しかし、CK や AST、LDH などはアイソザイムが存在し、特定の臓器だけではなく、多様な臓器に存在している場合があります。造影剤の使用により腎機能が低下する可能性があり、CIN（contrast induced nephropathy/ 造影剤腎症）と診断されることもあります。事前に Cr、eGFR の数値を確認し、造影剤限度量を知っておかなければなりません。冠危険因子の糖尿病は血糖（GLU）と HbA1c、脂質異常症はコレステロールと中性脂肪の数値が診断基準として採用されており、高値の場合、動脈硬化性疾患の危険性があります。心不全の診断には BNP が使用されます。BNP は心室で合成され、心室に負荷がかかることで分泌が促進されます。心不全で上昇するだけでなく、腎機能低下でも上昇するので注意が必要です。血球成分・凝固系の検査に関しては、カテーテル検査・治療において穿刺部からの出血性合併症もあります。患者の服薬内容と併せて、Hb で貧血、PT・PT-INR・APTT で凝固能を把握する必要があります。また、ヘパリンはアンチトロンビンⅢ（AT Ⅲ）と結合し抗凝固作用を発揮するため、AT Ⅲの結果も確認しましょう。

TIPS

[造影剤腎症] 造影剤投与後 72 時間以内にクレアチニンの数値が前回より 0.5 mg/dL 以上または 25% 以上増加した場合に診断される[1]。

WORD

[アイソザイム] 酵素として同じ反応を起こすが、異なる分子構造をもつ。

文献
1） 日本腎臓学会ほか．腎障害患者におけるヨード造影剤使用に関するガイドライン 2018．日本腎臓学会誌．61 (7)，2019，933-1081

血液検査で何をみるか

評価としては①ガス交換、②酸塩基平衡 の 2 つ

① pO_2、sO_2、pCO_2 など ② pH、HCO_3^-、BE、pCO_2 など

・pH

酸性	5.0 アシデミア	7.35 - 7.45	アルカレミア 10.0 アルカリ性

← アシドーシス → アルカローシス

<u>pCO_2は血液中では酸性の存在</u>
呼吸性アシドーシス・・・pCO_2 が45 mmHgより大
呼吸性アルカローシス・・・pCO_2 が35 mmHgより小

<u>HCO_3^-は血液中ではアルカリ性の存在</u>
代謝性アシドーシス・・・HCO_3^- が22mmol/Lより小
代謝性アルカローシス・・・ HCO_3^- が26mmol/Lより大

血液ガスで評価するものは主に、ガス交換と酸塩基平衡です。

ガス交換の指標としては pO_2（酸素分圧）、sO_2（酸素飽和度）、pCO_2（二酸化炭素分圧）などがあります。患者の呼吸状態はもちろんですが、血液が動脈血か静脈血なのかによってもそれらの値は変わってきます。sO_2 は酸素飽和度なのでモニターの値と近似しますが、脈波がとれていない場合はモニターの sO_2 の値は安定しないので、一度血液ガスで判断するという方法もあります。

右心カテーテル検査では sO_2 を各所でサンプリングし、値が上昇した箇所でのシャント疾患、Qp/Qs の計測、及び CO（cardiac output/ 心拍出量）を求める Fick 法測定の際に用いられます。

人の身体の pH は 7.35〜7.45 の中性ですが、呼吸の状態や疾患によって体内のイオン、酸が増減し、その値は変化します。pH の値が小さいほうへ偏位することをアシドーシス、大きいほうへ偏位することをアルカローシスといい、pH が 7.35 より小さく酸性に傾いている状態をアシデミア、7.45 より大きくアルカリ性に傾いている状態をアルカレミアといいます。

アシドーシス、アルカローシスには呼吸性と代謝性のものが存在します。呼吸性は pCO_2 によって判断され、代謝性は HCO_3^-（重炭酸イオン）によって判断されます。値の大小によってアシドーシス、アルカローシスを判断しますが、呼吸性アシドーシスが進行していた場合、身体は中性にしようと反応するので代謝性アルカローシスの方向へ偏位していきます。この反応を代償といいます。その場合、pH が中性になっていれば代償されているといえますが、pH がまだアシデミアの状態である場合、代償が完全ではないので急性期と考えられます。

TIPS

pCO_2 基準値：35〜45 mmHg
HCO_3^- 基準値：22〜26mmol/L

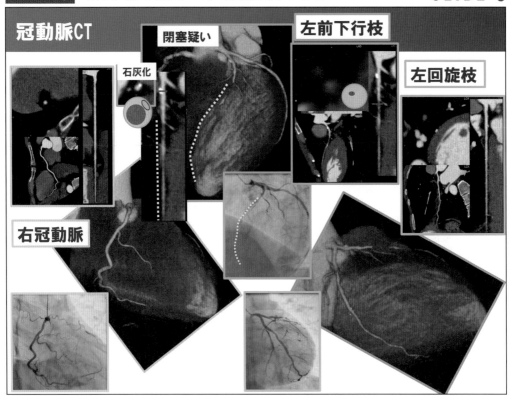

冠動脈 CT は、狭心症の疑いがある患者に対して造影剤を注入することで、解剖学的に評価を行うものです。以前はカテーテル検査のみだった解剖学的評価が、より非侵襲的にできるようになりました。しかし、冠動脈 CT は造影剤を使用するため、アレルギー疾患のある患者や腎機能低下症例では使用を考慮しなければなりません。

撮影の際は、血管を拡張させる薬剤や脈拍を調節する薬剤を使用します。また心電図と同期し、適切なタイミングで撮影します。さらに、不整脈や頻脈の場合は画像にアーチファクトが生じてしまうことも念頭に置いておきましょう。

描出された画像では、造影剤で満たされた血管内腔は造影されていない部分と比較し白く映ります。それを冠動脈の短軸及び長軸像から狭窄を評価します。スライドの画像は左前下行枝の #7 の閉塞疑いとなります。長軸画像を見てみると #7 の血管内腔はほとんど描出されておらず、短軸でもぼんやり内腔が見える程度で、末梢血管の造影もほとんどされていない評価となっています。近位部には輝度の高いプラークを認め、石灰化と予想されます。石灰化が強い病変やステント留置後の評価は内腔の評価が難しいものもあり、その場合は CAG（coronary angiography/ 冠動脈造影）で冠動脈評価を行う必要があります。また、RCA と LCX は有意狭窄を認めません。実際 CAG を行ってみるとほぼ CT と同じ所見を認めているのがわかります。

さらに FFR-CT の登場により、冠動脈の解剖学的評価が行えるだけでなく、虚血の機能的評価も行うことが可能となっています。

また CT では冠動脈狭窄の評価以外にも、上行大動脈径や冠動脈の位置、起始異常も事前に把握することが可能であり、造影カテーテルやガイディングカテーテルの選択の一助にもなります。

心筋虚血は心筋の代謝障害からはじまり、灌流障害を起こし、後に心筋の拡張や収縮障害を引き起こします。その後虚血性の心電図変化が発生し、胸痛に至ります。この一連の流れはischemic cascade と表現されます。心筋 SPECT は放射性同位元素（ラジオアイソトープ）を用いて心筋の機能的虚血を評価する検査で、代謝障害や灌流障害など ischemic cascade の早期の部分を評価することが可能です。主に使用されるのは Tl（タリウム）です。撮影は負荷時と数時間後の安静時に行われ、各領域における虚血や梗塞の有無が Tl の再分布現象によって評価が可能となります。正常心筋であれば、負荷時における心筋の Tl の取り込みが増えますが、正常心筋のため Tl は心筋から洗い出され（wash out）、さらに安静時における後期像では Tl は減少しています。しかし、冠動脈に狭窄または閉塞がある場合は、まず負荷時の取り込み量が正常と比較し減少し、狭窄や閉塞によって wash out されず、安静時では負荷時の像と変化が乏しくなります。よって後期像では負荷時と比較し、正常の心筋と虚血の心筋の Tl は差がなくなります。これを再分布といいます。SPECT では左室を 17 分画に領域分けします。各領域を 0〜4 点でスコアリングし、負荷像の欠損スコアを SSS（summed stress score）、安静時像の欠損スコアを SRS（summed rest score）とし、SSS から SRS を引いたものを SDS（summed difference score）として虚血評価の参考にします。図の心筋 spect では、心尖部領域の完全な欠損を認めており、LAD、RCA、LCX 領域でも部分欠損を認めます。その後の冠動脈 CT 検査で LAD#7 で閉塞、RCA#4 で 75％狭窄、LCX#11 で 75％狭窄と、心筋 spect の虚血評価の結果が正確であることを示しています。

TIPS

[スコア] 0　正常／1　軽度低下／2　中等度低下／3　高度低下／4　完全欠損
[SSS によるリスク分類] 正常範囲内 〜3／軽度異常 4〜8／中等度異常 9〜13／高度異常 14〜

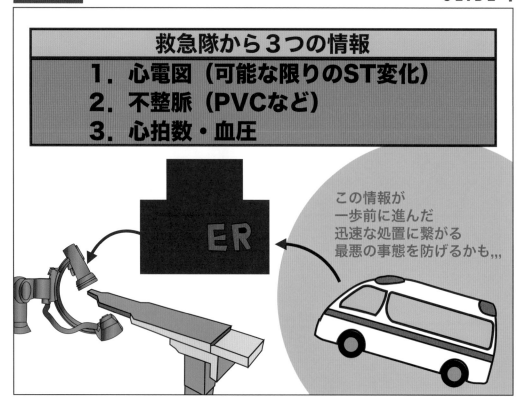

　胸痛患者（キーワードは胸痛）が搬送されるという情報は、救急室では急性冠症候群であった場合のことを想定した準備が必要です。まずは検査、処置をするための機器と物品を準備します。そして大切なのは重症度を判断するためのスキルを備えることです。重症度を判断しその情報をカテ室に伝え情報共有することは患者の命を救うためにとても大切なのです。ここでは、救急室での受け入れ準備からカテ室の準備までをシミュレーションしていきたいと思います。

　まずは、救急隊からの3つの情報に着目しましょう。

1．心電図（ST変化〈わかる範囲〉）　2．不整脈（PVCなど）　3．心拍数・血圧

※ただし！これらの情報を得ることに執着し、病院到着時間が遅れるようなことがないようにしましょう。救急隊は急いで搬送してくれています。情報を得るために車内で再検査等をするよりも、最小限の情報、「胸痛」というキーワードだけでも得られれば、詳細は救急室で得ればいいのです。

【心電図（ST変化〈わかる範囲〉）】

　救急車によっては12誘導心電図を搭載している場合があります。また、その患者が転院搬送の場合は12誘導心電図をすでにとっている場合もあります。わかる範囲で情報を得るようにしましょう。特に気をつけないといけないのは、12誘導心電図が取れる状況ではない場合の「ST変化はありません」という情報です。これは急性冠症候群を否定する情報ではないということを念頭に置いておかなくてはなりません。別の項でも説明がありますが、急性冠症候群であったとしても誘導によってはST変化しない誘導もあります。

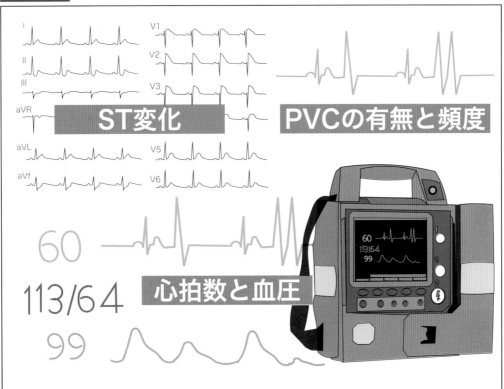

【不整脈（PVC など）】

　致死的不整脈につながる不整脈についての情報はできる限り得ます。大切なのは PVC (premature ventricular contraction/ 心室期外収縮) が出ているか？出ているならどれくらい出ているのか？1 分間に 2 回以下？それ以上？はたまた連発している？という情報です。数が多い・連発は、この後、VF (ventricular fibrillation/ 心室細動) や VT (ventricular tachycardia/ 心室頻拍) などの致死性不整脈発生につながります。

【心拍数・血圧】

　急性冠症候群の場合、合併症がなく急性冠症候群だけであれば血圧は正常なことが多いとされています。ただし、不安や痛みなどにより交感神経が亢進して一時的に血圧が上がる場合があります。救急隊からの情報で、血圧は低くないという情報はもちろんひとつの安心材料になりますが、それで安心しきってはいけません。併せて心拍数も確認するようにしましょう（これについてはとても大切なことなので、後の項でじっくりと解説します）。血圧が正常範囲であっても、心拍数が高ければ、この後ショックを起こすような状況、いわゆるプレショックの状態かもしれません。また血圧が低く、なおかつ心拍数が高い場合はショックの状態です。いずれも超重症患者として準備、心づもりをしておきましょう。

　この救急隊からの 3 つの情報は、この後の救急室・カテ室の準備のためにとても大切です。可能ならばこれらの情報を得て、得られた情報はチームメンバーに共有するようにしましょう。この後起こり得ることに対して、一歩前に進んだ迅速処置につながり、最悪の事態を防げるかもしれません。

文献
1) 日本循環器学会. 急性冠症候群ガイドライン 2018 年改訂版. 19.
https://www.j-circ.or.jp/cms/wp-content/uploads/2023/03/JCS2023_hokimoto.pdf (2024 年 4 月閲覧)

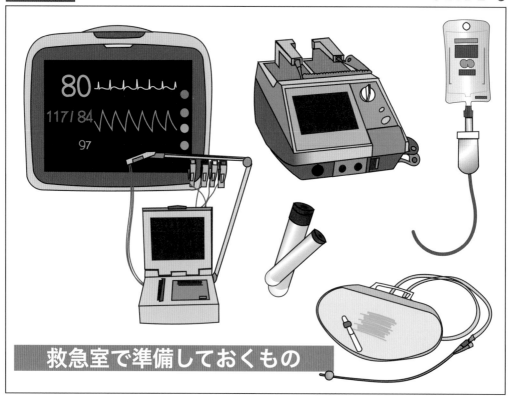

救急室で準備しておくもの

　患者が病院に到着する前に、ベッドサイドモニター、12誘導心電図、除細動器、採血・点滴、尿道留置カテーテルの準備をしておきます。

【ベッドサイドモニター】患者が救急室に到着し救急隊の心電図モニターを外す前に、まず救急室の心電図モニターを装着します。電極コードは絡みがないようにし、電極シールの予備も準備しておきましょう。血圧測定のマンシェットやSpO₂のコードも整理しておきましょう。些細な準備が迅速な対応につながります。

【12誘導心電図】12誘導心電図でST変化が確認されれば、すぐに緊急心臓カテーテル検査が決定されます。ということは兎にも角にも12誘導心電図の装着を急ぎます。心電計の準備と検査をするスタッフが待機していることが迅速な検査につながります。

【除細動器】万が一に備えて、除細動器はすぐ使えるようにしておきましょう。除細動ジェル・パッドシール・心電図電極コードと、心電図電極も揃っていることを確認しておきます。

【採血・点滴】採血は結果が出るまでに時間がかかる場合が多いので、患者到着と同時に採血し検査室へすぐに提出します。この後、心臓カテーテル検査が進行していくなかで、造影剤を投与するため腎機能の結果が必要です。また、心筋逸脱酵素やトロポニンなどは術者が気になる検査データのひとつです。採血後は点滴をつなぎます。これは血行動態破綻時の投薬ルートや心不全コントロールのための輸液、腎保護のための輸液など大切な役割を果たします。

【尿道留置カテーテル】心疾患の治療に実は大きくかかわるのが尿道留置カテーテルです。心臓カテーテル検査で使う造影剤を、体外へ排出させるために必要になります。また尿の排泄は、心不全のコントロールのためや、末梢循環のモニタリングのために、尿量評価は大切です。

　患者が搬入されてから、あれがない、これがない、これが使えない…では患者の処置の遅れにつながります。物品の確認と機器類の日常的な点検は欠かさずしておきましょう。

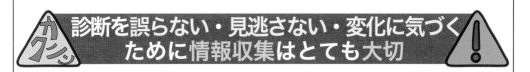

診断を誤らない・見逃さない・変化に気づく
ために情報収集はとても大切

1．いつから痛いのか？
　　　時間が経っている場合は機械的合併症に注意
2．どこが痛いのか？
　　　鑑別診断！胸痛だけじゃないを見逃さない
3．どのように痛いのか？
　　　胸痛だけじゃない！感じ方は人それぞれ
4．どのくらい痛いのか？
　　　継続的な痛みのモニタリング
5．その他の症状は？
　　　他のバイタルサインも合わせてこの症状を確認

　準備が整ったらいよいよ患者搬入です。到着と同時に情報収集を開始します。まずは4つの痛みについて情報収集しましょう。

【いつから？】救急車を呼ぶ直前に発症した場合、血液検査データはまだ反応せず、異常を示さない項目もあるかもしれません。発症直後であれば心筋梗塞の程度・範囲を最小限に留められる可能性があるため、なおさら迅速な対応が求められます。逆に24時間以上前から発症していた場合、機械的合併症（心破裂・心室中隔穿孔・乳頭筋断裂）に注意です。特に高齢女性もリスクファクターになるので、発症後24時間以上・高齢女性の場合は要注意です。

【どこが？】胸痛で救急搬入される患者のうち約35％は冠疾患、約50％は非心臓疾患といわれており、急性冠症候群とその他の疾患との鑑別診断が重要です。なかでも大動脈解離との鑑別診断は特に急ぎます。激烈・背部痛・移動する痛みは大動脈解離の特徴的な痛みですが、最初に胸が痛いという訴えがあれば、胸痛＝急性冠症候群と思い込み診断が引っ張られる可能性があります。背部痛などの訴えがあった場合は、四肢4ヵ所の非観血式血圧（NIBP）を測定し、左右上下肢差があった場合には大動脈解離も視野に入れます。

【どのように？】痛みは断続的？連続的？急性心筋梗塞の場合は連続的な痛みが多く、胸が締め付けられるような、初めは肩こりかと思った…など感じ方は人それぞれですが、どのように痛むのか聴取します。

【どのくらい？】急性冠症候群だった場合、患者はこの後、救急室→カテ室→集中治療室へと移ります。この間、痛みの程度がどのように変化したか、一番痛いときを10とし今はどれくらい痛いかスケールで確認し、この後のセクションに申し送りしていきます。

【その他の症状は？】冷汗や吐気なども認める場合があります。これは、次にお話しする血圧や心拍数などのパラメータに関係することもあるので、症状に合わせて血圧などを確認するようにしましょう。

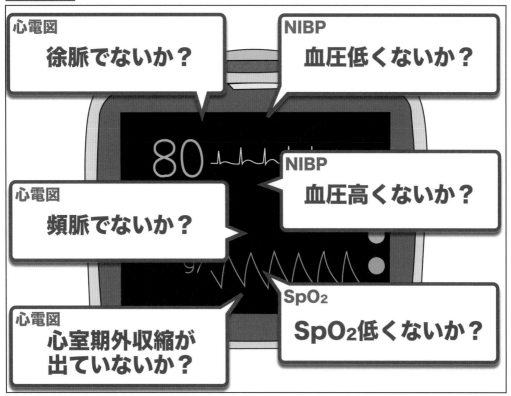

　患者がストレッチャーに移ったらモニタリングの開始です。ここから先、いつ心室細動になるかわかりません。モニター付け替えのときも一瞬でもモニタリングされていないときがないようにします。まず確認することは次の6点です。

【徐脈でないか？】下壁梗塞の場合、交感神経抑制・副交感神経刺激により徐脈になり、同時に末梢血管が拡張し血圧低下を起こします。

【頻脈でないか？】前壁梗塞では、交感神経過緊張による頻脈や心筋虚血による血圧低下を防ぐため、代償性機序の働きにより頻脈になる場合があります。

【心室期外収縮が出ていないか？】突然、心室期外収縮が増えてきた場合、閉塞した冠動脈の自然開通による再灌流障害（reperfusion injury）の発生が予測され、この後心室細動に移行する場合があります。

【血圧が低くないか？】その患者のいつもの収縮期血圧より30 mmHg以下の場合、また持続する収縮期血圧90 mmHg以下の場合は、ショック状態（超重症）であることを意識し、この後の処置を特に急ぎます。

【血圧が高くないか？】合併症のない急性心筋梗塞の場合は、血圧は正常なことが多いです。しかし、痛みや不安などにより血圧が上がることがあります。その場合、この後、迷走神経反射による血圧低下を起こすことも想定します。降圧薬の投与は状況を十分に観察し、慎重な判断が必要です。

【SpO_2が低くないか？】肺水腫を合併している重症心不全状態ではSpO_2の低下が認められる場合もあり、呼吸状態（呼吸困難や起座呼吸）、咳嗽や泡沫状血痰にも注意し観察します。ちなみに急性心筋梗塞で低酸素血症のない患者へのルーチンでの酸素投与は推奨されていません。

文献
1）日本循環器学会. 急性冠症候群ガイドライン2018年改訂版. 30. https://www.j-circ.or.jp/cms/wp-content/uploads/2023/03/JCS2023_hokimoto.pdf（2024年4月閲覧）

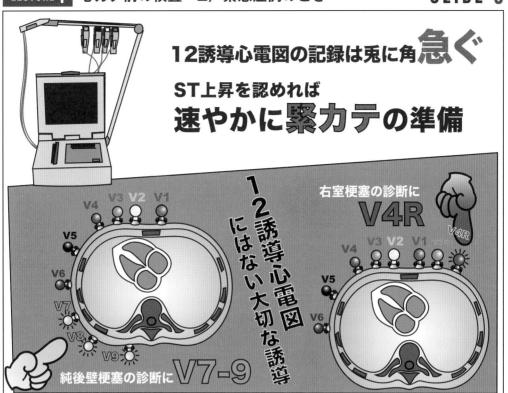

この後は、12誘導心電図を兎にも角にも急ぎます。12誘導心電図によってST上昇型急性心筋梗塞（STEMI：ST elevation myocardial infarction）であることがわかれば、緊急心臓カテーテル検査に向けて準備することになります。この後スムーズに緊急カテの準備を進めるためには、まずは12誘導心電図の検査を急いで行わないといけません。12誘導心電図でST変化が認められない場合でも、症状等で急性心筋梗塞を疑う場合で、発症直後早期では心電図変化に現れ始めていないこともあるため、5～10分間隔で12誘導心電図が記録されます。また、心電図ST変化や症状が疑わしい場合は、硝酸薬の舌下投与を行い、数分後のその前後の心電図変化を記録することもあります。

　急性心筋梗塞が疑われるST変化がⅡ・Ⅲ・aVF誘導にて確認された場合には、V4R誘導の記録もされることがあります。これは、V_1誘導よりも前胸部右側の誘導であり、右室付近を監視する誘導です。Ⅱ・Ⅲ・aVF誘導は下壁梗塞が疑われます。このとき重要なのが右室梗塞の有無です。下壁の急性心筋梗塞で約半数が右室梗塞を合併しているといわれており[1]、低心拍状態に陥るなど重症度が高く予後も悪いといわれています[2]。処置が進んでいく早期の段階で右室梗塞の有無を確認しておくことはとても重要です。また、胸部症状はあるものの12誘導心電図ではST変化が認められない場合は、12誘導に加えて背側部誘導（V_{7-9}誘導）が記録される場合があります。これは12誘導心電図ではカバーできていない純後壁の虚血を疑った場合に行われるものになります。V_{7-9}誘導はV_4誘導と同じ高さで、V_7誘導は左後腋窩線との交点、V_8誘導は左肩甲骨中線との交点、V_9誘導は脊椎左縁との交点に付けます。

　12誘導心電図でST上昇が認められたときには直ちにカテーテルチームを招集し、緊急カテーテルの準備を始めます。

文献

1）　日本循環器学会．急性冠症候群ガイドライン2018年改訂版．22．66．
　　https://www.j-circ.or.jp/cms/wp-content/uploads/2023/03/JCS2023_hokimoto.pdf（2024年4月閲覧）

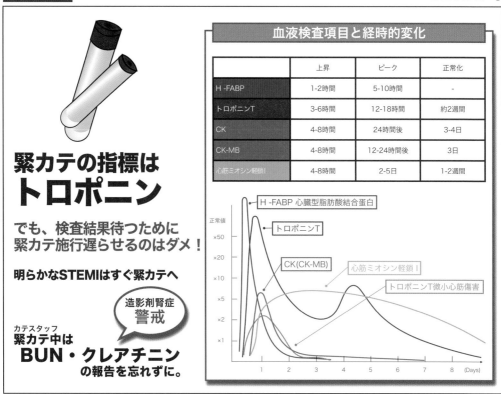

血液検査項目と経時的変化

	上昇	ピーク	正常化
H -FABP	1-2時間	5-10時間	-
トロポニンT	3-6時間	12-18時間	約2週間
CK	4-8時間	24時間後	3-4日
CK-MB	4-8時間	12-24時間後	3日
心筋ミオシン軽鎖I	4-8時間	2-5日	1-2週間

緊カテの指標は
トロポニン

でも、検査結果待つために
緊カテ施行遅らせるのはダメ！

明らかなSTEMIはすぐ緊カテへ

造影剤腎症
警戒

カテスタッフ
緊カテ中は
BUN・クレアチニン
の報告を忘れずに。

　救急室で採血した血液検査データで特に知りたい項目は、次の3点です。

【心筋トロポニン】健常では上昇することはなく、急性心筋梗塞の発症早期から上昇し始めるため、初期診断の指標にされることが多いです。心不全、腎不全、心筋炎、急性肺血栓塞栓症、敗血症など心筋虚血以外での心筋傷害でも上昇するため注意が必要です。STが上昇していて急性心筋梗塞を強く疑う症例で、検査結果が出るまでに時間がかかる場合は、緊急カテーテル施行が優先されます。ベッドサイドにてトロポニン測定ができる迅速キットもあり、これを使えば10分程度で結果が出るため、判断に迷う場合はこの結果を参考にする場合もあります。トロポニンが高値であればあるほど死亡リスクに関連するともいわれています。

【心筋逸脱酵素（クレアチンキナーゼ〈CK〉）（クレアチンキナーゼMB分画〈CK-MB〉】高値であれば心筋傷害の程度がより高度であることから、心筋傷害の評価を行うために参考にされます。ただし、除細動を行った場合、骨格筋傷害が起き、その影響を反映することから注意が必要です。

【尿素窒素（BUN）／クレアチニン】カテーテル検査は造影剤を使用するため造影剤腎症のリスクがあります。造影剤の使用量はどの症例でも必要以上の投与は避けるべきですが、もともとの腎機能の状態によっては、より厳密に使用量を低減する必要があります。その指標になるのがBUN/クレアチニンです。これらの値はカテーテル施行中に結果が出ることが多いと思います。心カテスタッフは、結果が出たら施行医に伝えるようにしましょう。

＊　　　＊　　　＊

　採血ができればその穿刺部位から点滴ルートを確保するでしょう。緊急カテーテルの穿刺部位を確認し、妨げにならない位置より採血・ルート確保するようにしましょう。

文献
1）日本循環器学会, 急性冠症候群ガイドライン 2018 年改訂版 . 24. https://www.j-circ.or.jp/cms/wp-content/uploads/2023/03/JCS2023_hokimoto.pdf（2024 年 4 月閲覧）

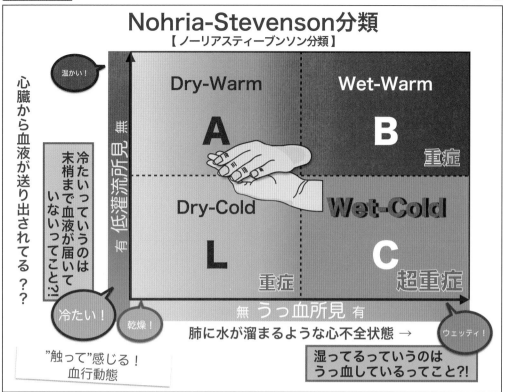

　救急搬入されてきた胸痛患者を受け入れる際に重要なことは重症度判断です。救急室でできる重症度予測のモニタリング方法は、患者の手や足を触ることです。2つのことを感じてみましょう。

　まずひとつ目は、手の先、足の先が暖かいか冷たいか。身体は常に血液温によって温められているため、心機能が低下し、心臓から送り出される血液の量（心拍出量）が少ないために血液が末梢まで十分に流れていなければ、指先まで温めることはできません。また、低心拍出状態のため末梢血管が収縮（末梢が締まっている状態）してしまい、余計に指先まで血液を届けることができなくなってしまいます。これにより指先が冷たくなっています。そしてふたつ目に、手足が湿っていないかです。心機能が低下すると、全身を巡っている血液がうまく循環できずに、筋肉袋でできている心臓に血液がボテっと溜まってしまい、それが負荷となり余計に血液を送り出せなくなってしまいます。心臓内の容量がオーバーすると肺にまで血液が溜まり、肺の周りに水が溜まって肺うっ血の状態になり、同時に全身の血管にも同様のことが起こり、溢れ出た水分が手足を湿らせるのです。手足が冷たく湿っている状況は、心機能が低下していることを示しており重症な状態だといえます。この手足を触って血行動態を把握する方法を、ノーリア・スティーブンソン分類と呼びます。この方法は上記で説明した通り、特殊な器具を必要としません。必要なのは私たちの手だけということになります。急性心筋梗塞での心原性ショックの2/3は、指先が冷たく湿っている状態 "cold and wet" を示すといわれています。SHOCK trial の結果では、28% の症例が "cold and dry" に分類されたという報告もあるため、他の情報も含めて複合的な判断が必要になります。

文献
1）Menon, V. et al. The clinical profile of patients with suspected cardiogenic shock due to predominant left ventricular failure: a report from the SHOCK Trial Registry. SHould we emergently revascularize Occluded Coronaries in cardiogenic shocK? J Am Coll Cardiol. 36 (3 Suppl A), 2000, 1071-6.

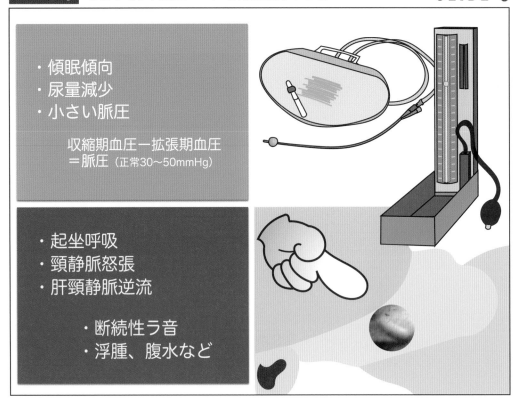

・傾眠傾向
・尿量減少
・小さい脈圧

　収縮期血圧ー拡張期血圧
　＝脈圧（正常30〜50mmHg）

・起坐呼吸
・頸静脈怒張
・肝頸静脈逆流

　　・断続性ラ音
　　・浮腫、腹水など

　重症度判断はその他に、傾眠傾向や尿量減少、小さい脈圧などが、心拍出量減少を示すサインのひとつになります。傾眠傾向は脳に十分な血液が送られていないことにより起こっていることが推測されます。尿量減少は腎臓に十分な血液が送られていないことや、全身の循環血液量維持のため尿排泄に制限をかけていることにより減少していることが推測されます。救急室では傾眠傾向に関しては判断できると思いますが、来院直後の救急室では、尿量減少を把握することは難しいかと思います。事前情報があれば参考にしてください。もうひとつの重症度判断は、血圧の小さい脈圧です。収縮期血圧から拡張期血圧を引いた値が 30 mmHg 以下であれば、小さい脈圧であると考えてよいでしょう。収縮期血圧と合わせて脈圧についても注目してみてください。

　傾眠傾向、尿量減少、小さい脈圧の 3 点と、前項で述べた手足が冷たいを合わせると、心臓から血液が十分拍出できていない低心拍出状態の可能性がある、重要なバイタルサインになります。

　合わせて、呼吸状態も観察しましょう。横になっていると息苦しく、状態を起こすと少し楽になる、この状態を起座呼吸といいます。起座呼吸が認められた場合には心不全症状が現れていることを推測します。また、首のあたりを観察し、静脈がプクッと膨れていた場合には、頸静脈が怒張している状態になります。心臓内で血液が渋滞していることによって、心臓に返りたいが返れない血液が、静脈内で渋滞することにより膨れているものと推測されます。起座呼吸と頸静脈怒張、そして前項で述べた手足がしっとりと湿っている状態を合わせた 3 点からは、心不全による肺うっ血状態であることが推測されます。

　低心拍出状態と肺うっ血状態は、大変重症な心不全の状況であると言えます。

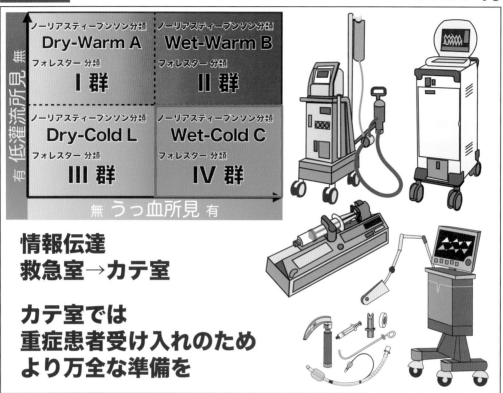

ノーリアスティーブンソン分類
Dry-Warm A
フォレスター 分類
Ⅰ群

ノーリアスティーブンソン分類
Wet-Warm B
フォレスター 分類
Ⅱ群

ノーリアスティーブンソン分類
Dry-Cold L
フォレスター 分類
Ⅲ群

ノーリアスティーブンソン分類
Wet-Cold C
フォレスター 分類
Ⅳ群

低灌流所見　無／有

無 うっ血所見 有

情報伝達
救急室→カテ室

カテ室では
重症患者受け入れのため
より万全な準備を

　救急室で得られた情報は、この後の緊カテに対応するカテチームに伝えなければなりません。重症のサインが認められる場合には、心カテ室ではより万全な体制で受け入れ準備をしなくてはなりません。

　前項で述べたノーリア・スティーブンソン分類は、実は心不全治療で広く用いられているフォレスター分類と一致するものになります。ノーリア・スティーブンソン分類でいうところのDry-Warm（A）は、フォレスター分類でⅠ群、Wet-Warm（B）はⅡ群、Dry-Cold（L）はⅢ群、そして超重症なWet-Cold（C）はⅣ群ということになります。フォレスター分類Ⅳ群では、必要に応じて補助循環の必要があるとされるゾーンになります。救急室での手足が冷たい・湿っているという情報は、カテ室でECMO/IABP等の補助循環および気管内挿管・人工呼吸器の準備に備えるということになります。

　また、救急隊から引き継いだバイタルサインで、心電図・不整脈・心拍数・血圧の情報はカテ室に事前情報として伝えておくと、重症度を推測する材料となり、より万全な体制で患者を迎えることができるようになります。重症度の情報伝達は、緊カテを行ううえで極めて重要な情報になります。

LECTURE 2

基礎

❶ **心電図**

演者：**赤松俊二**

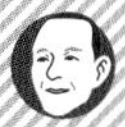

❷ **冠動脈解剖**

演者：**徳永政敬**

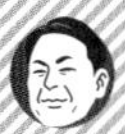

❸ **モニタリングの仕方**

演者：**野崎暢仁**

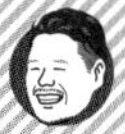

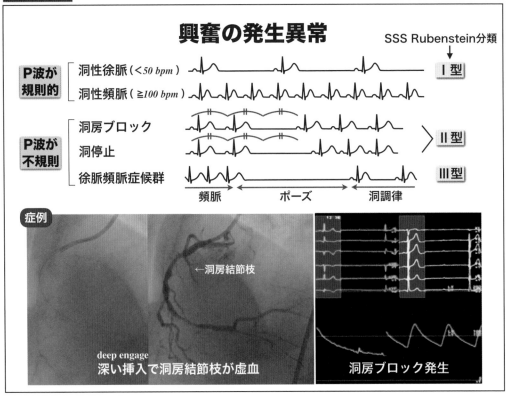

興奮の発生異常

SSS Rubenstein分類

| P波が規則的 | 洞性徐脈（＜50 bpm） | Ⅰ型 |
| | 洞性頻脈（≧100 bpm） | |

P波が不規則
- 洞房ブロック
- 洞停止 — Ⅱ型
- 徐脈頻脈症候群 — Ⅲ型

頻脈 ← → ポーズ ← → 洞調律

症例

←洞房結節枝

deep engage
深い挿入で洞房結節枝が虚血

洞房ブロック発生

　洞房結節で発生した電気は、房室結節、ヒス束を通り心室へ規則正しく伝わります。そのため、P-QRS-T 波は一定のリズムで規則正しく現れます。正常 P 波があって、PQ 時間が適度の間隔で、調律が早すぎず、かつ間隔が一定であるものが「正常洞調律」で、正常洞調律以外のリズムを不整脈といいます。不整脈には脈が速い頻脈性と脈が遅い徐脈性があります。興奮性により、興奮の発生異常、興奮の伝導異常、異所性興奮に分けられます。

　最初は「興奮の発生異常」です。発生場所の異常であるため P 波に異常が見られ、その後の伝導は正常であるため QRS 波は正常波形です。P 波が規則的な洞性徐脈と洞性頻脈、P 波が不規則な洞房ブロック、洞停止、徐脈頻脈症候群があります。洞性徐脈と洞房ブロック、洞停止、徐脈頻脈症候群を SSS（sick sinus syndrome/ 洞不全症候群）と言います。洞房ブロックと洞停止はどちらも P 波がないのは同じです。洞房ブロックは洞結節から刺激は出ているのですがそれが心房に伝わっていない状態です。そのため、次の P 波までは整数倍となっています。洞停止は洞結節から刺激そのものが出ていないため、再開したときは整数倍になっていません。両者の区別は難しいことが多く、臨床的にも厳密に区別していないことが多く見られます。徐脈頻脈症候群は、頻脈性不整脈が停止した後に洞房結節からの電気信号がなかなか戻らない状態です。

　症例は、RCA にカテーテルを深く挿入したために洞房ブロックが発生した事例です。このように、RCA から洞房結節枝が派生している場合はカテーテルを深く挿入するだけで洞房結節枝が虚血になり、徐脈になることがあるので注意が必要です。洞房結節は左回旋枝から派生していることもあります。治療前にどこから洞房結節枝が派生しているのかを確認しておくことが重要です。

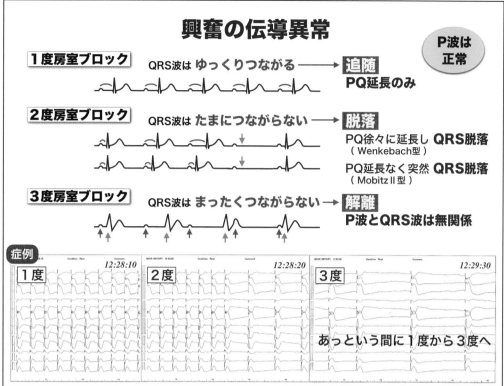

次は「興奮の伝導異常」である AVB（atrioventricular block/ 房室ブロック）です。洞房結節には問題がないため P 波は正常です。房室ブロックは 1 度、2 度、3 度に分けられ、1 度の AVB は PQ 部分の延長（> 0.2 秒）があるだけであり、P 波と QRS 波は 1：1 で「追随」しています。2 度の AVB のポイントは「脱落」で、ウェンケバッハ型（Wenkebach 型）とモービッツⅡ型（Mobitz Ⅱ型）があります。ウェンケバッハ型は PQ 間隔が徐々に延長した後に QRS 波が脱落、モービッツⅡ型は PQ 間隔の延長がなく突然 QRS 波が脱落します。ウェンケバッハ型の障害部分が房室結節であることが多いのに対し、モービッツⅡ型ではヒス束以下の障害であるため高度 AVB に移行しやすく、重症度が高いです。2 度 AVB は、P 波が正常であることが洞房ブロックや洞停止との違いです。CAVB（complete AV block/ 完全房室ブロック）はまったくつながらず「解離」しているため、P 波と QRS 波には関係性がなくバラバラになっています。遮断部分が上部の場合は、QRS 波は正常波形になります。遮断部分が下部の場合は QRS 波の幅が広くなり、心拍数も遅く重症度が高いです。

症例は、PCI 中に起こった房室ブロック例です。RCA の治療中、ステント留置により造影遅延（slow-flow）が起こりました。すると、まず 1 度の AVB が起こり、すぐに 2 度の AVB になり、あっという間に 3 度の AVB になりました。房室結節枝の虚血により起こったと考えられますが、1 度のブロックから 3 度のブロックまではわずかな時間で移行したため、急性心筋梗塞を含む虚血により 1 度の AVB が起こったときは、3 度の AVB に移行する可能性があることを念頭に置いて一時ペーシングの準備をしておきます。実際に下壁の急性心筋梗塞で目にする房室ブロックのその多くが、3 度の房室ブロックです。

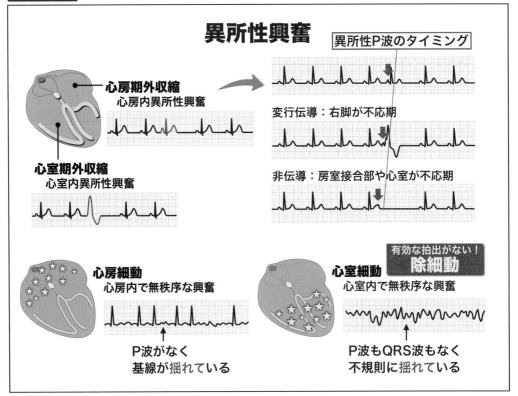

　最後は「異所性興奮」です。期外収縮や粗細動などがあり、おのおのに心房性と心室性があります。期外収縮は通常よりも早いタイミングで異所性興奮が起こり、心房性と心室性ではQRS波の形が異なります。PAC（premature atrial contraction/ 心房期外収縮）のP波は発生場所が異なるため正常のP波とは形が異なりますが、興奮は正常に心室に伝導するためQRS波は基本的には正常と同じ形をしています。PACは異所性P波のタイミングにより、通常伝導、変行伝導、非伝導に分けられます。PACが早いタイミングで発生すると、左脚よりも不応期が長い右脚が、不応期から脱していないために右脚ブロック様の波形を呈し、変行伝導（aberrant conduction PAC）となります。さらに早いタイミングでPACが発生すると、心室が不応期となり非伝導（blocked PAC）となります。

　PVC（premature ventricular contraction/ 心室期外収縮）は、PACと異なり先行するP波がなく幅の広いQRS波をしています。ワイヤリング中に術前には見られなかったPVCが出ることがあります。枝に迷入したガイドワイヤーが心筋を突いているためで、時には穿孔を起こすこともあります。滑りの良いワイヤーや硬いワイヤーを使用しているときは穿孔が起こりやすくなり注意が必要です。

　異所性興奮が無秩序に起これば細動になります。心房で起これば AF（atrial fibrillation/ 心房細動）で、心室で起これば VF（ventricular fibrillation/ 心室細動）になります。AFでは、心房内で無秩序に起こった興奮の一部が心室に伝わっています。房室の伝導性により頻脈になったり徐脈になったりします。VFはP波もQRS波もなく、心電図全体が波打った波形になります。有効な拍出がないため、ただちに胸骨圧迫および除細動を行う必要があります。

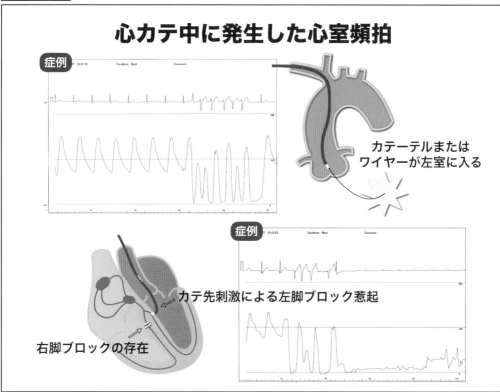

心カテ中に発生した心室頻拍

カテーテルまたは
ワイヤーが左室に入る

カテ先刺激による左脚ブロック惹起

右脚ブロックの存在

　上の症例は、カテーテル操作中に起こった突然の VT（ventricular tachycardia/ 心室頻拍）です。実は、カテーテルの先端が左室に入った刺激で起こったもので、状況を把握していれば慌てることはありません。下の症例も、先ほどと同じカテーテル先端が左室に入った刺激で起こった VT に、引き続き起こった心停止です。これは、もともと RBBB（right bundle branch block/ 右脚ブロック）があったときにカテーテル先端の刺激により LBBB（left bundle branch block/ 左脚ブロック）が惹起されて起こった両脚ブロックです。カテーテルやガイドワイヤーが左室に入ることはそれほど稀なことではないため、RBBB があるときには完全房室ブロックが起こるリスクがあることを念頭に入れておきます。また、PCI 中の話ではありませんが、右心カテーテルや右室心筋生検施行時には RBBB を生じることがあります。LBBB があるときにこれらを施行するときには、両脚ブロックによる完全房室ブロックを生じるリスクがあることを覚えておきましょう。いついかなるときでも、的確に状況を把握することが大事です。そして、事前情報を正確に把握し、単なる造影検査でも緊張感を持って、心電図、血圧、患者観察を怠らないようにします。

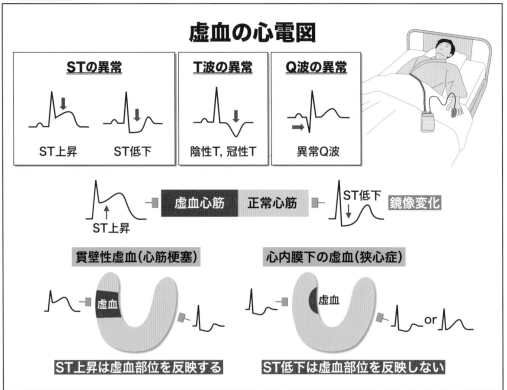

虚血の主な心電図変化には「STの上昇と低下」「陰性T波や冠性T波」「異常Q波」があります。その中で、心臓カテーテル中の心電図変化としては「STの異常（上昇と低下）」が特に重要になります。虚血が起こると傷害電流が発生するためST部分の変化が起こります。虚血側に電極を置くとSTが上昇し、正常側から見るとSTが低下して見えます。このSTの低下を「鏡像変化（mirror image）」と言います。心筋梗塞の場合、梗塞部位から見ればSTが上昇し、逆側から見れば鏡像変化としてSTが低下します。これに対して、狭心症の場合は心内膜のみに虚血が起こるためどちら側から見てもSTの上昇は見られません。つまり、STの上昇は虚血部位を反映しますが、STの低下は虚血部位を反映していないことになります。よって、STが上昇している急性心筋梗塞の心電図波形により、梗塞部位および冠動脈の責任血管を推測することができます。ただし、心筋梗塞のなかには心内膜側にのみ梗塞が起こる「心内膜下梗塞（非貫壁性梗塞）」があり、貫壁性の梗塞を「STEMI（ステミ：ST- elevation myocardial infarction）」、心内膜下梗塞を「NSTEMI（エヌステミ／ノンステミ：non ST- elevation myocardial infarction）」と言います。また、狭心症のなかにも血管が痙攣することにより一時的に血管が閉塞してSTが上昇する「異型狭心症」があります。

ST上昇と虚血部位との関係

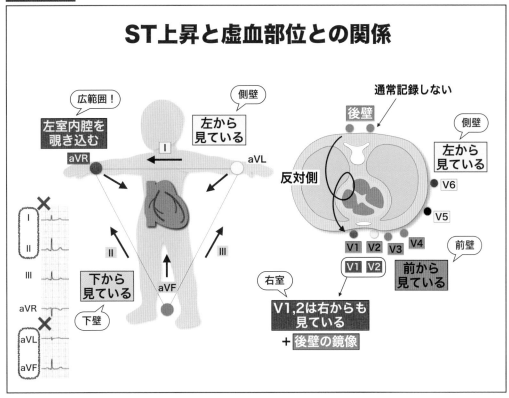

　心電図の ST 上昇と虚血部位との関係を見ていきます。V1〜V4 誘導は心臓の前面、つまり前壁を見ています。Ⅰ、aVL 誘導と V5、V6 誘導は心臓の側面、側壁を見ています。Ⅱ、Ⅲ、aVF 誘導は心臓の下側、下壁を見ています。V1 と V2 誘導は心臓の右側から見ているため右室も反映しています。aVR 誘導は左室内腔を覗き込む誘導であり、広範囲の虚血があるときに変化が見られます。前壁、側壁、下壁を反映する電極はありますが、後壁を反映する電極はありません。背中に電極を付けて記録しないことが多いです。ここで「鏡像変化」が関係してきます。後壁の反対側は前壁であるため、前壁の誘導を見ると ST は下がっているはずです。後壁の急性心筋梗塞では「V1、V2 誘導の ST 低下」および R 波の増高が見られます。

　心筋梗塞を発症すると、虚血による壊死の進行に伴い心電図が経時的に変化します。急性心筋梗塞の最も典型的な波形は「ST 上昇」です。有意な ST 上昇とは解剖学的に隣り合った二つ以上の誘導で上昇している場合で、その程度は 1 mm 以上、V2、V3 誘導では 2 mm 以上となっています。隣り合った誘導というのは、胸部誘導では V1 と V2 誘導、V5 と V6 誘導となっておりわかりやすいと思いますが、四肢誘導では Ⅰ と Ⅱ 誘導、aVL と aVF 誘導のように12 誘導心電図上の隣ではなく解剖学的に隣り合った誘導に当たります。左側のイラストを見るとわかりやすいですが、左から見ている Ⅰ と aVL 誘導や Ⅱ と aVF 誘導、aVF と Ⅲ 誘導が隣り合った誘導になります。

急性心筋梗塞の心電図

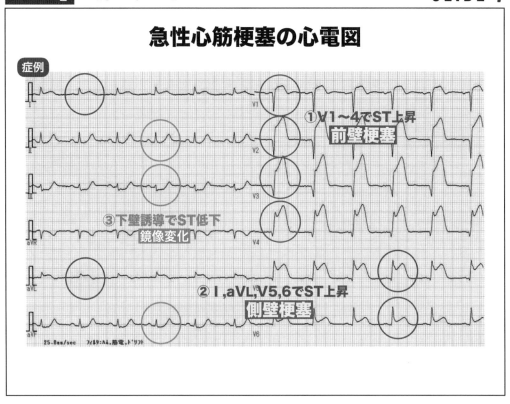

症例

①V1〜4でST上昇
前壁梗塞

③下壁誘導でST低下
鏡像変化

②I,aVL,V5,6でST上昇
側壁梗塞

25.0mm/sec　フィルタ：Hz,筋電,ドリフト

　この心電図は、V₁〜V₄誘導までSTが上昇しているため急性の前壁梗塞です（①）。Ⅰ、aVL誘導とV₅、V₆誘導もSTが上昇しているため側壁梗塞を合併しています（②）。下壁誘導であるⅡ、Ⅲ、aVF誘導のST低下は鏡像変化です（③）。これらのことから、対角枝を含めた前下行枝近位部の急性心筋梗塞と診断できます。

　前下行枝の急性心筋梗塞ですが、閉塞場所により違いが見られます。閉塞場所が近位部の場合は、症例のように側壁誘導もSTが上昇することがあり、Ⅱ、Ⅲ、aVF誘導で鏡像変化のST低下が見られます。それに対して、閉塞場所が遠位部の場合は側壁誘導でのST上昇がないだけでなく鏡像変化を認めないことがあります。これは、鏡像変化は前壁基部の虚血を反映して現れるため、遠位部閉塞の場合は現れにくいためです。また、RCAが低形成で前下行枝が#4PD領域である後下行枝も栄養している場合、前下行枝の閉塞で前胸部誘導に加えて下壁誘導であるⅡ、Ⅲ、aVF誘導のSTも上昇すると予想されます。しかし、前下行枝の閉塞部位が近位部の場合は、下壁誘導であるⅡ、Ⅲ、aVF誘導で鏡像変化によるST低下が見られることから、虚血によるST上昇と鏡像変化のST低下が両方起こり、相殺されて、STが基線に留まります。対して前下行枝の閉塞が遠位部の場合では、鏡像変化を反映する前壁基部が虚血になっていないため、前胸部誘導と下壁誘導であるⅡ、Ⅲ、aVF誘導の両方にSTが上昇します。同じ前下行枝による急性心筋梗塞でも、閉塞部位や灌流領域により心電図変化が大きく異なることがわかると思います。

急性心筋梗塞の心電図

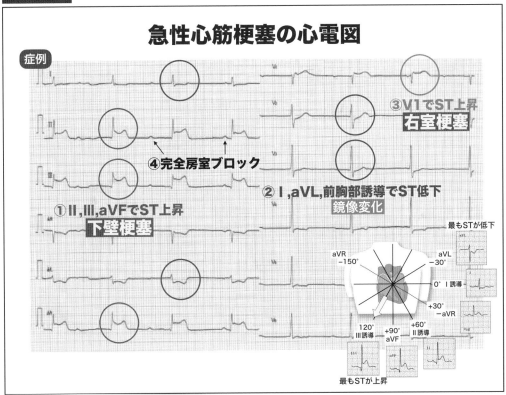

この心電図は、Ⅱ、Ⅲ、aVF 誘導の ST が上昇しているため下壁の急性心筋梗塞です（①）。Ⅰ、aVL 誘導、前胸部誘導で ST が低下する鏡像変化が見られます（②）。V₁ 誘導で ST が上昇しており、右室梗塞が示唆されます（③）。完全 AVB もある（④）ことから RCA による急性心筋梗塞と考えられます。

　Ⅱ、Ⅲ、aVF 誘導で ST 上昇を認める下壁の急性心筋梗塞の場合、責任血管が RCA のことも LCX のこともあります。Ⅱ、Ⅲ、V₆ 誘導を見ることにより、ある程度の鑑別ができると言われています。具体的には「ST 上昇がⅡ誘導よりもⅢ誘導のほうが高い場合は RCA」「aVL 誘導で 1 mm 以上の ST 低下がある場合は RCA」「V₆ 誘導の ST 上昇がある場合は回旋枝」です。Ⅱ、Ⅲ、aVL 誘導の関係は、解剖学的順に並べた「キャブレラ配列」で考えると理解しやすいです。RCA が責任血管である下壁急性心筋梗塞の心電図をキャブレラ配列で並び替えています。RCA に一番近いのがⅢ誘導となります。このため、RCA が責任血管の場合はⅢ誘導で最も ST が上昇します。Ⅲ誘導から ST が連続に変化して、一番遠い aVL 誘導がⅢ誘導の鏡像変化を最も反映していることがわかると思います。

急性心筋梗塞の心電図

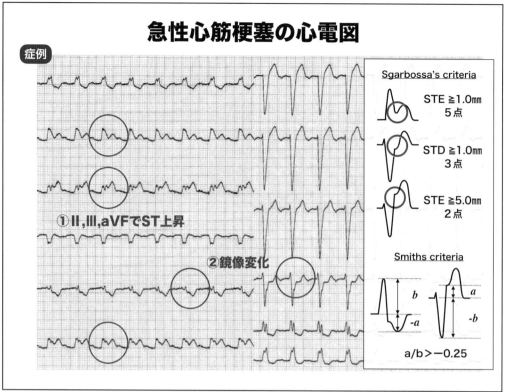

症例は、LBBB を認める心電図ですが、Ⅱ、Ⅲ、aVF で ST が上昇し（①）、鏡像変化と思われる所見と ST 低下も見られる（②）ため、下壁の急性心筋梗塞を疑いました。実際、RCA ＃１の亜閉塞による急性心筋梗塞でした。しかし、前壁の急性心筋梗塞の場合は LBBB があれば「虚血性の変化を判断することが難しい」とされます。特に、過去の心電図と比較することができない場合は評価が困難になります。LBBB における急性心筋梗塞の診断基準として「Sgarbossa's criteria（スガルボッサの基準）」と「Smith's criteria（スミスの基準）」があります。これらを用いると、LBBB における急性心筋梗塞の診断能が向上すると考えられます。

TIPS

[Sgarbossa's criteria]

・QRS と極性一致時に 1.0 mm 以上の ST 上昇：5 点

・V₁、V₂、V₃ での 1.0 mm 以上の ST 低下：3 点

・QRS と極性不一致時に 5.0 mm 以上の ST 上昇：2 点

※ 3 点以上で心筋梗塞を疑う。

[Smith's criteria]

・QRS と ST の向きが不一致時に ST/R 波または ST/S 波 <− 0.25：心筋梗塞を疑う。

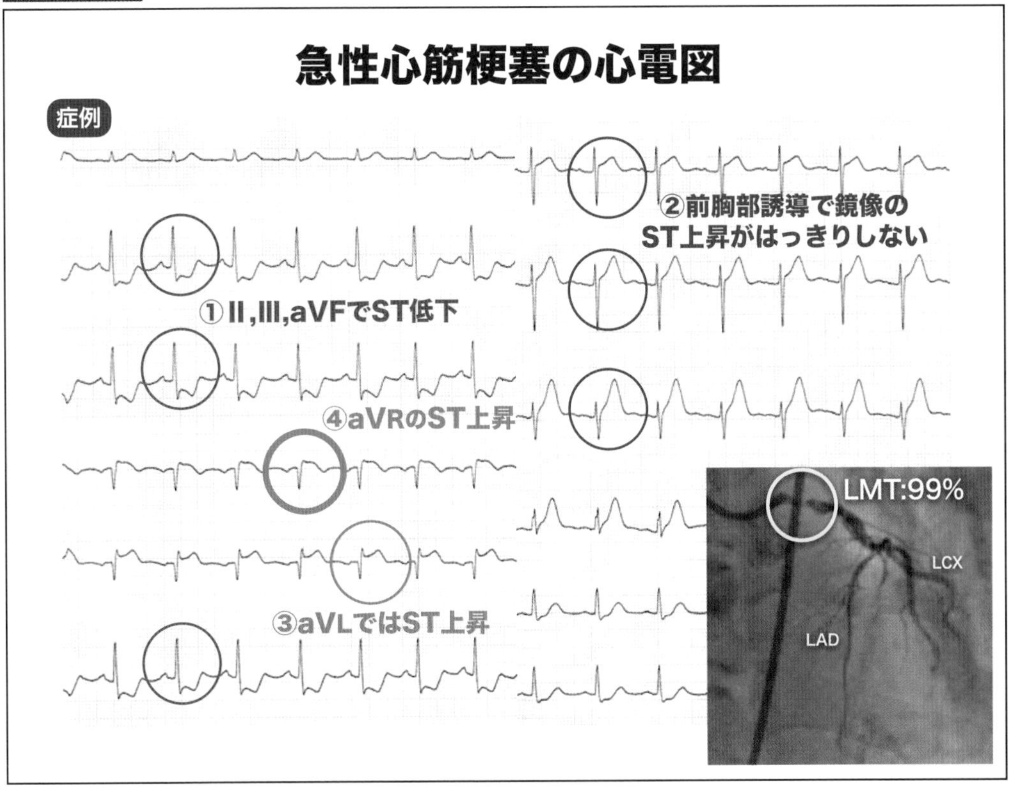

急性心筋梗塞の心電図

症例

①Ⅱ,Ⅲ,aVFでST低下

②前胸部誘導で鏡像の
ST上昇がはっきりしない

④aVRのST上昇

③aVLではST上昇

LMT:99%

LCX

LAD

　この心電図は、Ⅱ、Ⅲ、aVF 誘導で ST が低下しています（①）。しかし、鏡像の前胸部誘導は ST 上昇がはっきりしません（②）。ということは「前下行枝の前壁急性心筋梗塞は否定的」なのでしょうか？ 冠動脈造影では RCA に有意狭窄はなく、前下行枝の末梢にわずかに側副血行路を認めました。そして、左冠動脈造影では LMT（left main trunk/ 左冠動脈主幹部）に血栓像を伴う 99％の狭窄を認めました。心エコー検査では、前壁中隔から側壁の、基部から心尖部までの広範囲で無収縮でした。心エコー検査所見からすると、前胸部誘導と側壁誘導の ST が上昇しそうですが、前胸部誘導の ST はほとんど上昇していません。これは、前下行枝領域の左室前壁と回旋枝領域の左室後壁が虚血になるため、前壁虚血による ST 上昇と、後壁虚血の鏡像変化による前壁の ST 低下が同時に現れて、相殺されているからだと思われます。aVL 誘導の ST は上昇しています（③）。これは、側壁も虚血になりますが鏡像変化による相殺がないためだと思われます。心腔内から電位を見ている「aVR 誘導の ST 上昇」は広範な心内膜の虚血を表しています（④）。この症例では認められていませんが、前胸部から側壁の、広範囲で著明な ST 上昇やワイド QRS なども LMT の虚血を疑う所見です。胸痛とショック状態に加えこれらの所見があれば、LMT による急性心筋梗塞を疑うべきです。

急性心筋梗塞の心電図？

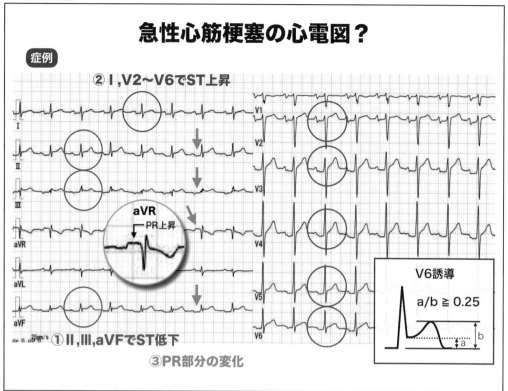

最後の心電図です。この心電図はⅡ、Ⅲ、aVF 誘導で ST が上昇しているため（①）、下壁の急性心筋梗塞でしょうか？ しかし、Ⅰ誘導と V₂〜V₆ 誘導でも ST が上昇しています（②）。鏡像変化がなく、全体的に ST が上昇していて、ST 上昇の程度もあまり強くありません。Ⅱ、Ⅲ、aVF 誘導の PR 部分の低下と aVR 誘導の PR 部分の上昇は、心房筋の傷害を示唆しています。これらを合わせると、この心電図から「心膜炎」と考えられます。また、V₆ 誘導の ST 上昇が T 波高の 25％以上だと、ほぼ心膜炎と確定できると言われています[1]。この症例は、冠動脈造影では有意狭窄がなく、心エコー検査では心機能は正常で、心膜炎でしばしば認められる心嚢液の貯留が見られました。

　ST の上昇は急性心筋梗塞に特徴的な所見ですが、ここに示した心膜炎やたこつぼ心筋症、早期再分極症候群、肺梗塞、脳血管障害、Burgada 症候群などでも ST の上昇が見られることもあり、鑑別が必要な場面も少なくありません。特に、たこつぼ心筋症では臨床症状や血液検査、心エコー検査でも急性心筋梗塞との鑑別が難しいときがあり冠動脈造影が必要なこともあります。

文献
1) Ginzton, LE. et al. The differential diagnosis of acute pericarditis from the normal variant: new electrocardiographic criteria. Circulation. 65, 1982, 1004-9.

心臓の解剖と冠動脈

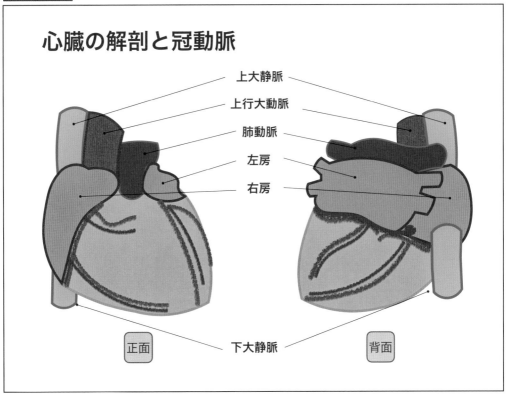

心臓は重さ 200〜300 g、にぎりこぶし程度の大きさで、肺と全身に血液を循環する臓器です。胸骨と左右の肺に囲まれた縦隔内に位置し、心膜に包まれています。正面から見ると右房、右室と左室の一部と左心耳が観察できます。背面からは、左房と左室、右房が観察されます。

　右房には上大静脈と下大静脈がつながり、ここを通って全身の血液が心臓に灌流します。右房と右室の間には三尖弁があり血液の逆流を防止します。この三尖弁の弁尖は右室の乳頭筋と腱索でつながり、右室の収縮時に適切に弁が閉じるように機能しています。右室は肺動脈に血液を拍出し、肺循環を維持します。肺動脈は肺動脈主幹部から左右の肺動脈に分岐し、左右の肺に血液が流れます。右室と肺動脈の間には肺動脈弁があります。肺でガス交換された血液は肺静脈を通って左房に還ります。左房と左室の間には僧帽弁があり、右室と同様に左室の乳頭筋と腱索でつながり血液の逆流を防止します。左室は大動脈に血液を拍出し全身の循環を維持します。左室と大動脈の間には大動脈弁があります。左室は全身へ血液を送り出すため、右室に比べて高い血圧をつくる必要があり、正常な左室の心筋の厚さは 10 mm 程度と、右室の 3 倍の厚さがあります。心筋を栄養する血管は冠動脈と呼ばれ、大動脈基部のバルサルバ洞からRCA と LCA が分岐します。LCA はさらに LAD と LCX に分岐します。冠動脈は毛細血管へと分岐し、静脈となって冠静脈に合流します。冠静脈は右房にある冠静脈洞から灌流します。

TIPS

［混合静脈血酸素飽和度（SvO₂）］ 上大静脈、下大静脈、冠静脈が合流し混合した静脈血の酸素飽和度のこと。通常は肺動脈で採血した血液を測定する。正常値は 60〜80％で、動脈血酸素飽和度の低下、全身酸素消費量の増加、ヘモグロビン値の低下、心拍出量の減少などで低下する。呼吸循環動態の指標として活用される。

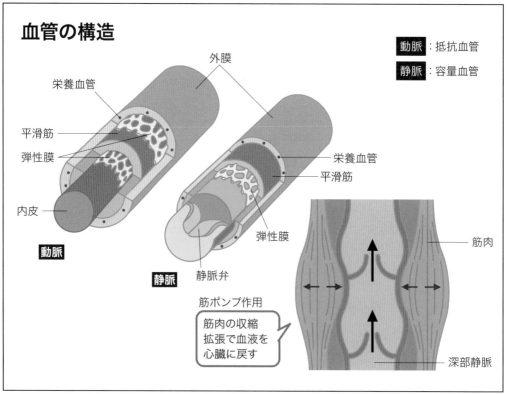

血管は、毛細血管を除き、内側から内膜、中膜、外膜の三層で構成されます。内膜は単層の内皮細胞からなる内皮と結合組織から構成されます。血管の内面であり血液と直接接触する部分で、内皮下組織との物質の移動を調節し、抗凝固作用を有しています。

中膜は平滑筋細胞と弾性線維から構成され、血管の弾性や収縮拡張の役割を担います。一番外側の外膜は線維性結合組織で周囲の組織と結合していて、栄養血管や神経線維、リンパ管を含んでいます。

動脈には大動脈などの太い動脈である弾性動脈、末梢動脈の筋性動脈、その先の細い細動脈に分類されます。弾性血管は平滑筋よりも弾性線維が多く、心収縮の高い圧力で進展し、元に戻ることで血液を前に押し出して血流をつくります。筋性動脈や細動脈は、弾性線維より平滑筋が多く、収縮により血圧を上昇させ、拡張により血圧を低下させます。このように動脈は血圧調節機能を持つため、抵抗血管と呼ばれることもあります。冠動脈は細動脈に分類され、動脈同士の交通（血管吻合）を持たない終動脈です。

静脈は中膜が薄く平滑筋、弾性線維がともに少なく、動脈に比べて柔らかい血管です。このため、静脈は血液をプールする働きがあり、容量血管とも呼ばれ、循環血液の70％以上が静脈内に存在しています。静脈内の血圧は低く、血管内に静脈弁を有し血液の逆流を予防しています。また、筋ポンプ作用により心臓に向かって血液を送る働きを助けます。

WORD

［アテローム性動脈硬化］
高血圧や喫煙などの血管ストレスによって血管内皮が障害されることで、内膜下にLDLコレステロールなどの蓄積が進行しプラークを形成する。冠動脈ではこのプラークが破綻し、血栓が形成されることで冠症候群を発症する。

冠動脈の走行

左右の冠動脈は房室間溝及び心室間溝を走行する。

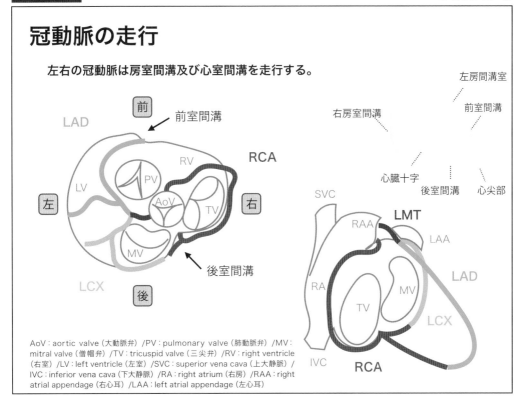

AoV：aortic valve（大動脈弁）/PV：pulmonary valve（肺動脈弁）/MV：mitral valve（僧帽弁）/TV：tricuspid valve（三尖弁）/RV：right ventricle（右室）/LV：left ventricle（左室）/SVC：superior vena cava（上大静脈）/IVC：inferior vena cava（下大静脈）/RA：right atrium（右房）/RAA：right atrial appendage（右心耳）/LAA：left atrial appendage（左心耳）

　心臓は4つの部屋に分かれていて、心房と心室は房室弁（三尖弁と僧帽弁）で区切られています。また、左右の心房は心房中隔、左右の心室は心室中隔で区切られています。この心臓内を4つに分ける弁や中隔は心臓表面からでは確認できませんが、心臓の表面には4つの部屋を分ける溝があります。心房と心室を分けるのが右房室間溝と左房室間溝、左右の心室を分けるのが前心室間溝と後心室間溝です。この溝を冠動脈、冠静脈、神経が走行します。冠動脈は大動脈起始部にあるバルサルバ洞（大動脈洞）から分岐し、心尖部に向かい血管が枝分かれしていきます。

　LCA はバルサルバ洞の左後方から分岐し、左心耳と肺動脈の間を通り、LAD と LCX に分岐します。この分岐までを左主幹部と呼びます。LAD は前室間溝を心尖部へ向かって走行し、途中で左右室および心室中隔に枝を出します。LCX は左房室間溝を走行し心臓の左側を回って後面に進み、途中で左室の側壁へ枝を出します。

　RCA はバルサルバ洞の前面から分岐し、右心耳と肺動脈の間を通り右房室間溝を下方に向かって走行し、途中で右室に枝を出します。さらに心臓の下面方向へ進み後心室間溝を心尖部に向かう後下行枝を出し、LAD の末梢付近にまで到達します。また、房室間溝を走行する RCA の本幹は終末で房室結節を栄養する枝を出し、LCX の末梢付近に到達します。

　冠動脈の走行には個人差があり、RCA から後下行枝を出すタイプを右優位型、LCX から後下行枝を出すタイプを左優位型と分類します。また、両方の血管から後室間溝付近を灌流するタイプをバランス型と分類します。

　冠動脈は終動脈のため、それぞれの血管が吻合することはありませんが、実際には200μm 程度の微小血管が存在し閉塞時には冠動脈造影で確認することができます。血管閉塞により、その先への血流を生じることがあります。この血管を側副血行路と呼びます。

冠動脈の血流支配領域

RCA：右房、右室、左室下・後壁、中壁後側1/3、刺激伝導系 70%　　左室の1/4
LAD：右室前壁・左室前壁・側壁、中壁前側2/3　　　　　　　　　　左室の1/2
LCX：左房、左室側壁・後壁　　　　　　　　　　　　　　　　　　　左室の1/4

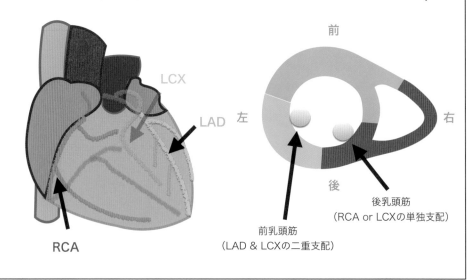

心外膜を走行する左右の冠動脈は分岐を繰り返し、おびただしい数の毛細血管に至って心筋細胞に酸素と栄養を供給しています。これを冠循環と呼び、心拍出量の約5％の血液が流れます。

LCAから分岐するLADは、中隔枝を直角に分岐し心室中隔の2/3に血液を供給します。対角枝は左室前壁および後壁に血液を供給します。また、左室前乳頭筋は対角枝と回旋枝の鈍縁枝の二重支配を受けています。これに対し左室後乳頭筋はRCAの後下行枝またはLCXの後下行枝の単独支配のため、左室前乳頭筋にくらべて虚血による心不全や乳頭筋断裂を起こしやすくなります。LADは左室の1/2の領域を灌流しています。

LCXは30％程度に左洞結節枝の分岐を認めます。次に鈍縁枝を分岐し左室の側壁および後壁に血液を供給し、左室の1/4を灌流します。

RCAはまず円錐枝が分岐し右室流出路から肺動脈円錐部へ血液を供給します。次に洞結節枝が分岐し刺激伝導系の洞結節に血液を供給します。洞結節枝は約70％がRCAから分岐し、回旋枝とRCAの両方から分岐する場合もあります。右室側の鋭角な縁を心尖部に向けて走行する鋭角枝（鋭縁枝）は右室に血液を供給します。後下行枝は心室の下壁、後壁、心室中隔の1/3に血液を供給し、左室の1/4を灌流します。また、房室結節枝は刺激伝導系の房室結節、ヒス束に血液を供給します。左優位型ではLCXから分岐します。

冠動脈以外にも心内膜直下にあるテベシウス静脈から直接心筋に血液を供給される場合があります。

TIPS

[乳頭筋断裂] 心筋梗塞の機械的合併症の一つで、乳頭筋の虚血によって断裂を起こすことがある。左室の乳頭筋断裂や乳頭筋部分断裂では急性僧帽弁逆流によって、心不全や肺うっ血、場合によっては死に至ることがある。その他の機械的合併症には、心室自由壁破裂、心室中隔穿孔、心室瘤などがある。

冠動脈の Segment 分類（AHA）

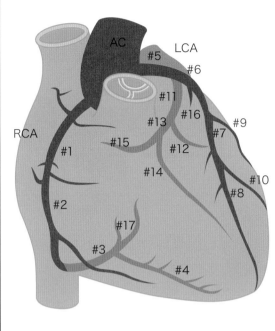

#1	右冠動脈起始部から鋭角枝までを2等分した近位側
#2	右冠動脈起始部から鋭角枝までを2等分した遠位側
#3	鋭角枝から後下行枝起始部まで
#4	右冠動脈から分岐する後下行枝以降
#5	左主幹部
#6	左前下行枝分岐から第1対角枝起始部まで
#7	第1対角枝分岐から第2対角枝分岐まで
#8	第2対角枝分岐から左前下行枝末梢まで
#9	第1対角枝
#10	第2対角枝
#11	左回旋枝分岐から鈍角枝を出すまで
#12	鈍角枝
#13	鈍角枝分岐から後側壁枝分岐まで
#14	左回旋枝から分岐する後側壁枝
#15	左回旋枝から分岐する後下行枝

　冠動脈造影などで用いられる冠動脈の番号分類は主に、アメリカ心臓協会（american heart association：AHA）のセグメント分類が使用されます。このセグメント分類は、1番（seg.1 または #1）から15番（seg.15 または #15）までの番号を用いて病変部位や狭窄部位を表現するために使用されています。RCA は、起始部から SN（sinus node branch/ 洞結節枝）、CB（conus branch/ 円錐枝）、RVB（right ventricular branch/ 右室枝）、AM（acute marginal branch/ 鋭縁枝）、PD（posterior descending branch/ 後下行枝）、AVN（atrioventricular nodal branch/ 房室結節枝）と分岐します。後下行枝を分岐した後は AVN、PL（posterolateral branch/ 後側壁枝）を分岐する場合があり、それぞれ 4PD、4AV、4PL と表します。左冠動脈は、まず左主幹部から LAD と LCX に分岐します。LAD ははじめに CB を分岐し、ついで D（diagonal branch/ 対角枝）を分岐します。対角枝は LAD から 2〜3 本分岐し、初めに分岐する枝を第1対角枝、次に分岐する枝を第2対角枝と分類します。次に SB（septal branch/ 中隔枝）を複数本分岐し、最初の大きな中隔枝を第1中隔枝と呼びます。LCX は、まず AB（atrial branch/ 心房枝）を分岐し、次に OM（obtuse marginal branch/ 鈍縁枝）を分岐します。さらに PL を分岐し、左優位型では PD を分岐します。LAD と LCX の分岐部から左室側壁に枝を分岐する場合がありますが、これを高位側壁枝と分類します。冠動脈の分類は、AHA 分類のほかに SCCT 分類があり、施設ごとにもルール付けされている場合があります。

WORD
[側副血行路]
例えば LAD 近位部の閉塞では RCA の CB、SB、鋭縁枝から側副血行路を形成することがある。CTO（chronic total occlusion/ 慢性完全閉塞）に対する PCI では、この側副血行路を通じて治療を行うレトログレードアプローチテクニックが用いられる。CTO で側副血行路にガイドワイヤーを通過させる場合、心筋内を走行する SB に比べ心外膜を走行する血管での穿孔時に心タンポナーデのリスクがある。

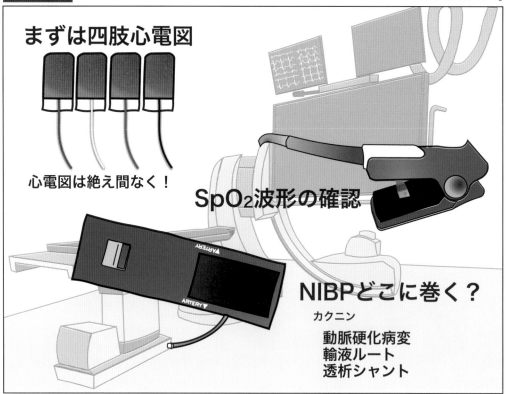

まずは四肢心電図

心電図は絶え間なく！

SpO₂波形の確認

NIBPどこに巻く？

カクニン

動脈硬化病変
輸液ルート
透析シャント

　心カテ中、術者は手技に集中するなか、私たちメディカルスタッフは少しの変化でも見逃さずバイタルサインを監視し、術者や他のスタッフに伝えることが最も大切な仕事です。患者のカテ室入室からモニタリングは始まります。まずは12誘導心電図、NIBP（non-invasive blood pressure/ 非観血血圧）、SpO₂（動脈血酸素飽和度）を正しく装着することが大切です。12誘導心電図は、まずは右手、左手、足に電極を貼り付けます。特に緊急カテのときには四肢から貼り付け、心電図が1秒でも早くポリグラフに表示されることを目指します。筆者も緊急カテの際に何度も、カテ台に患者が乗った瞬間にVF（ventricular fibrillation/ 心室細動）になったことを経験しています。急性心筋梗塞の際にはいつ何時、心室細動が起こるかわかりません。移動用のモニターが外れる前に、必ず始めに四肢の電極を装着します。ルーチン症例のときから心がけ癖づけておきましょう。NIBPのマンシェットの装着は、穿刺部位と輸液ルート、血液透析用内シャントの位置を確認し、妨げにならない位置を選択します。上肢からの穿刺の場合は、穿刺部位と同側には装着できません。対側の上肢または下肢に装着するようにします。マンシェットの装着位置は、四肢の動脈硬化性病変についても考慮します。術前にABI（ankle brachial index/ 足関節上腕血圧比）の検査などを行っている場合は、その結果を参考にします。異常値を示している箇所では血圧は正しい値が得られません。他の箇所を検討するか、もしくは穿刺部消毒までに穿刺部位側で測定し、装着できる箇所に巻き直し再度測定、両者の血圧の差を考慮してモニタリングします。輸液ルート側にマンシェットを巻いた場合は、血圧低下のときに血圧測定を頻繁にすると、昇圧剤が届かず、昇圧の妨げになります。また、輸液ルートに逆流防止弁を使うと、NIBP測定時にもルート内の逆流を防止することができます。昇圧剤効果を確認するための血圧測定も大切ですが、薬剤投与の状況を確認しながら測定することも大切です。

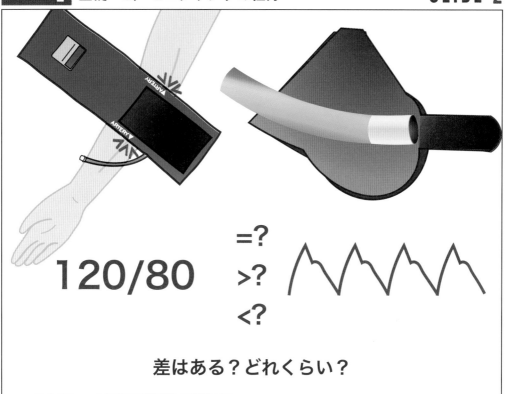

　また多くの場合、カテ中は観血血圧が表示されていますが、観血血圧は表示され初めのとき（多くの場合は冠動脈近くにカテーテルが挿入され、造影ライン〈圧ライン〉がつながれたとき）を確認しておきましょう。この先は、その値からの変動をモニタリングすることになります。NIBPを測定することによって薬剤投与が滞ることや、頻繁にNIBPを測ると、その部分の血管が締め付けられることにより十分に血管が元に戻っておらず、その状況で連続して測定すると、血圧が本来よりも低く表示されることがあります。血圧低下のときは、特にNIBPよりも観血血圧をモニタリングしておくほうが、より連続したモニタリングができると考えられます。

　また基本的なことになりますが、マンシェットの巻き方も改めて見てみましょう。マンシェットに▼（artery）のマークがあるかと思います。血圧計を巻くときに動脈触知をして、触れる箇所に▼マークを合わせてマンシェットを巻くようにしましょう。心カテ中は血圧低下する可能性が高いと考えると、血圧が低いときこそ、できる限りNIBPの値を知りたいと思います。▼マークが動脈からズレていると感度が低くなってしまい、血圧が低いときには測定不能になる可能性が高くなってしまいます。今一度、マンシェットの正しい巻き方について意識してみましょう。また、できる限り素肌にマンシェットを巻くほうが感度がよくなります。同様に、血圧低下に備えて、マンシェットの巻き方についてチームで検討することをおすすめします。

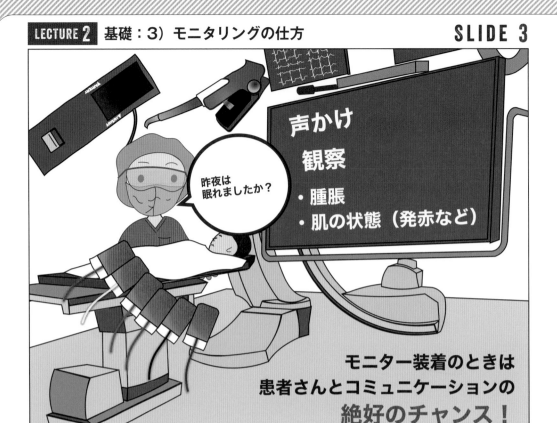

　SpO₂ のプローブの装着は、NIBP マンシェットと同様に動脈硬化性病変の確認が必要です。特に、足にプローブを付けざるを得ないときには、プローブ装着後の SpO₂ の値はもちろんのこと、脈波について注目します。また、四肢の冷感を確認して SpO₂ の測定が困難なときには、耳朶にプローブを装着すると有用なこともあります。しっかりとした脈波が出る箇所にプローブを装着するようにしましょう。

　バイタルサインモニター装着中は、患者とコミュニケーションをとる絶好のチャンスです。多くの患者は今から行われる心カテにとても緊張されているかと思います。話しかけながら不安などが少しでも解消されれば、迷走神経反射（ワゴトニー）などを防げるかもしれません。経験の浅いスタッフがモニター装着などのために緊張の面持ちで患者に対応していると、患者は余計に緊張してしまいます。装着する前にしっかりと予習・練習をして、自信をもって対応するようにしましょう。

　また、バイタルサインモニター装着中は患者の全身状態を確認するようにしましょう。例えば、穿刺部から中枢側に腫脹などはないか？ これは特に上肢からのアプローチの場合、上肢をガイドワイヤーやカテーテルが通過するときに血管穿孔を起こす可能性があるからです。もともと腫脹があったとしても、術後に、この腫脹はなんだ？ 血管穿孔を起こしたのか？ というようなことになります。また、発赤のようなものはないか？ 首や脇・胸などの肌の色にも注目します。心カテは造影剤を使用します。造影剤アレルギーの症状として発赤が考えられるので、もともとの肌を確認しておくと、変化に気づけることにつながります。これらすべての情報をチーム内で共有することはとても大切です。

　そしてもうひとつ大切なことは、すべての装着が終わって患者の側を離れる前にモニターを見て、すべての波形・数値が表示されていることを確認することです。

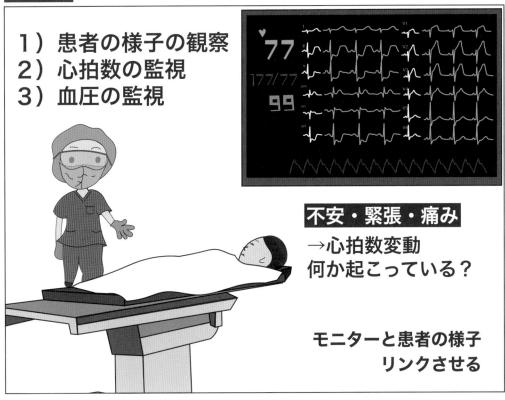

1）患者の様子の観察
2）心拍数の監視
3）血圧の監視

不安・緊張・痛み
→心拍数変動
何か起こっている？

モニターと患者の様子
リンクさせる

　いよいよ心カテが始まります。これから先はポリグラフの画面だけでなく患者の表情や様子・肌の状態（発赤・腫脹など）など、すべてのバイタルサインの監視を続けます。しかし現実的には、他にもやるべきことがあるなかですべてのモニタリングを同時にすることは不可能に近いと思います。限られた人員数でモニタリングする方法について考えましょう。心カテは低侵襲ながらも侵襲を加える検査治療です。侵襲を加えるということは作用もあれば副作用もあります。今、何をしているのかを知り、その手技にどのような作用や副作用があるのかを知ることが大切です。心カテは局所麻酔から始まります。このときの患者は「いよいよ始まる…一体どんなことをされる？麻酔？局所麻酔？？痛いのか？痛い!!」と…不安いっぱいの気持ちでいるでしょう。極度の緊張や痛みは迷走神経反射を引き起こし、徐脈からの血圧低下、一時的な脳虚血になり、失神が起こり得ます。局所麻酔剤のリドカインは徐脈や血圧低下、呼吸抑制、意識障害、心停止を引き起こすアナフィラキシーショックなどの副作用が起こり得ます。これらを考えれば局所麻酔のときには以下のようなモニタリングと対応が必要になるでしょう。

【患者の様子の観察】対応1：声かけによるできる限りの不安を取り除く／対応2：呼びかけに反応するかどうか確認／対応3：呼吸状態を監視

【心拍数の監視】対応1：心拍数低下…気持ちが落ち着いたことによる低下？何かが起こったための低下？かを見極める／対応2：心拍数の上昇…過緊張のサイン？声かけや患者の様子の観察を強化する

【血圧の監視】対応：穿刺時にはまだ、観血血圧が表示されていないことが多い。心拍数を監視したうえで、変動していればNIBPの測定

　心カテ検査治療中にさまざまな侵襲があります。そのシチュエーションごとに何が起こり得るのかを考えモニタリングすると、効率的かつ変化にいち早く気づくことができます。

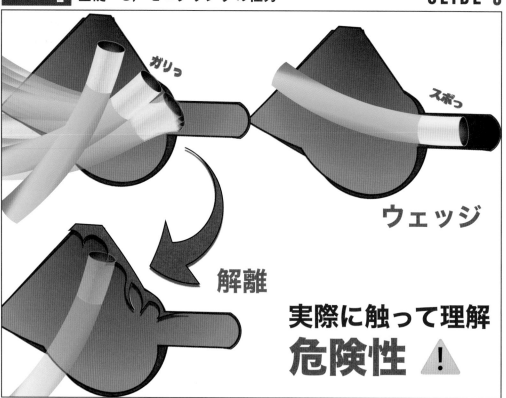

次に、カテーテルを冠動脈に挿入していくときのシチュエーションを考えます。みなさんはカテーテルを触ったことがありますか？触ったことがない方は、ぜひ一度触ってみてください。

カテーテルは柔らかくできているといえども、触ってみると思った以上に硬く太いのがわかります。診断カテーテルよりも治療用のカテーテルは、もっと硬く太いです。6Fr で 2 mm のカテーテルが、指より柔らかい血管、太くて 5～6 mm、枝分かれした先は 3 mm 程度の冠動脈の中に入っていくのです。想像してみてくださいこのときに何が起こり得ますか？

カテーテルが血管に引っかかり、それが何らかの拍子に弾かれてしまった場合、血管を傷つけてしまい血管解離が起こり、冠動脈が閉塞して心筋虚血が起こることがあります。またこの解離が冠動脈とは逆の方向に起きると大動脈解離を引き起こす危険性があります。

冠動脈にガイディングカテーテルがスッポリと入って冠動脈の血流が乏しくなるウェッジと言われる現象が起こった場合、心筋虚血を引き起こします。冠動脈の入口に動脈硬化が存在し、3 mm 以下に狭窄していた場合、少しカテーテルが入っただけでもウェッジしてしまいます。

また、ガイディングカテーテルの中に入れる、ガイドエクステンションというカテーテルは冠動脈の中に挿入していくカテーテルなので、このカテーテルを使用しているときはなおさら心筋虚血に注意が必要です。

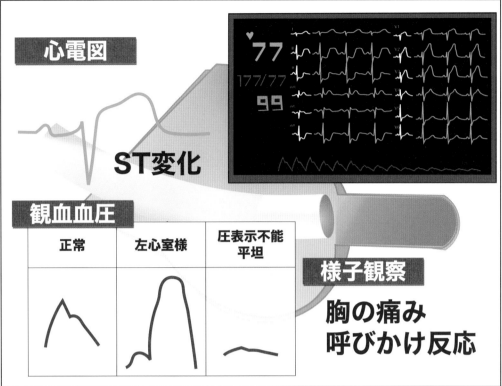

　では、カテーテルが冠動脈近くまで挿入されたとき、具体的に私たちはどのようにしてモニタリングすればよいのか考えてみましょう。

【心電図】対応：心電図の ST 変化を注意深く監視する（ST 変化あり→施行医およびチームスタッフにすぐに報告）／考えられる要因：冠動脈解離による冠動脈閉塞、冠動脈ウェッジによる冠血流途絶

【観血血圧】対応 1：観血血圧の波形を注意深く監視する（観血血圧の波形が通常の動脈圧波形と異なった形をしてきたら要注意）…観血血圧波形の拡張期（谷）が 0 に近づき背の高い波形（左室内圧様波形）になったときは、カテ先が冠動脈にスッポリと入り（ウェッジ）、冠血流が半分くらいにまで落ち込んでいることが推測されます。この状態からしばらく続くと心筋虚血に陥る危険性があります。また、この波形の高さ全体が低くなり、平坦に近づいたときにはさらに冠血流が落ち込んでいることが推測されます。すぐにウェッジの可能性を施行医に伝えましょう。／考えられる要因：冠動脈ウェッジによる冠血流途絶が考えられます。上述のように心電図変化が現れることも多いため、あわせて確認しましょう。／対応 2：観血血圧の波形と数値を注意深く監視する…波形全体が小さく・低くなっている場合、血行動態破綻により血圧低下していることが推測されます。血圧低下の可能性をすぐに施行医に伝えます。同時に NIBP を測定します。／考えられる要因：冠動脈解離による冠動脈閉塞、冠動脈ウェッジによる冠血流途絶

【患者の様子観察】対応：胸の痛みを訴えた場合や反応が悪くなった場合は、心筋虚血または血圧低下を疑う／考えられる要因：冠動脈解離による冠動脈閉塞、冠動脈ウェッジによる冠血流途絶が考えられます。あわせて心電図や血圧を確認し、施行医に状況を伝えましょう。

薬剤には作用があれば副作用もある

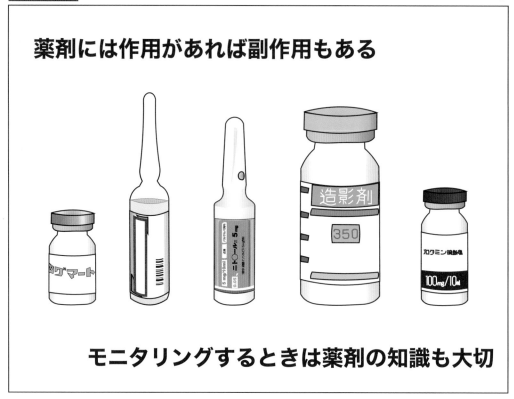

モニタリングするときは薬剤の知識も大切

　カテーテルが冠動脈に入ったかどうか確認するために、造影剤を注入し確認造影を行います。そのときに注意しなくてはならないのが造影剤アレルギーです。造影剤アレルギーは、血圧低下、血圧低下に伴う欠伸、発赤、発疹、咽頭浮腫などが起こり得ます。バイタルサインをモニタリングするときにバイタルサインばかりに気を取られていてはいけません。カテの進行状況を確認することも大切です。透視画像で造影剤が入ったことを確認したときに、造影剤アレルギーの症状が出現していないかモニタリングします。欠伸をした場合は血圧を確認するといったように、症状や様子とポリグラフのバイタルサインをリンクさせてモニタリングをすると、少しの変化にも気づくことができます。造影剤アレルギーについては別の項でも詳しく説明しています。

　冠動脈造影の際には、硝酸薬を投与することがよくあります。硝酸薬は血圧を低下させるため、この場面で血圧が下がったと慌てる必要はありません。しかし、どれくらいの量でどれくらい低下するのかは、初回の投与で把握しておく必要があります。この後、硝酸薬を投与する場面で血圧を確認し、血圧低下が許容できない数値であった場合には施行医に伝えます。その他にもカテ中には、血圧を変動させる薬剤を投与することが多いです。目的が血圧の変動ではなくても、結果的に血圧が変動する薬剤だったということがあるので、どの職種のカテスタッフでも基本的な薬剤の知識は必要になると思います。何のために使うのか、ということだけではなく、どういう作用があるのか、どういう副作用があるのかを知ったうえでモニタリングすることが大切です。

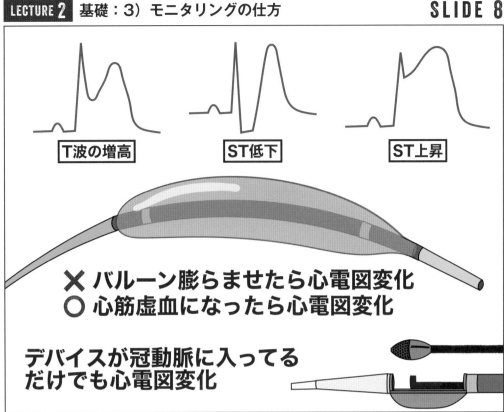

治療中のバイタルサインの変化について考えてみましょう。

　狭窄部にて風船で広げたら、冠動脈の血流が滞り心筋が虚血状態に陥ります。そのときの心電図変化を「ST が上昇する」とよくいいますが、すぐに ST 上昇ではなく段階を追って変化します。虚血になったらまず T 波が高くなり、その次に ST 低下し、その後に ST 上昇が認められます。風船を拡張したことによる変化ではなく、心筋虚血によって変化するので、風船を拡張した後、しばらく経ってから変化していきます。また、虚血範囲が大きければ大きいほど変化は顕著に現れます。例えば、前下行枝根元側の治療の場合、心筋が受けるダメージの範囲は大きいので、心電図変化は現れやすく、またその変化は大きいことが多いですが、側枝を広げたときには心電図変化は現れにくく、その程度もそれほど大きくないことが多いです。

　心電図変化しているということは、心筋が虚血状態になっているということで、患者の症状もリンクすることが多いです。心電図変化をモニタリングするときも、患者の様子を観察するときも、やはりどこを治療しているのかを知ることが大切で、すべての情報をリンクさせて、ある程度の予測をしておくことが、効率よいモニタリング・タイムリーな声かけのコツになります。

　石灰化や動脈硬化を削るデバイスを使う場合、削る瞬間だけ ST 変化が起こるわけではありません。削るデバイスを見てみると、冠動脈に対してかなり大きな形をしています。デバイスを冠動脈内の削るポイントまで到達させるときにはすでに血流は滞り心筋虚血が起こり始めます。削るときだけでなく冠動脈にデバイスを入れたときから注意しておくことが大切です。

　また、石灰化を削ったときには、その削りカスが冠動脈末梢に流れ飛んでしまうことがあり、これによって微細な血管が詰まってしまうことがあります。削り終わった後も同様で、ST 変化したときからそれが元に戻るまではしっかりとモニタリングを続けるようにしましょう。

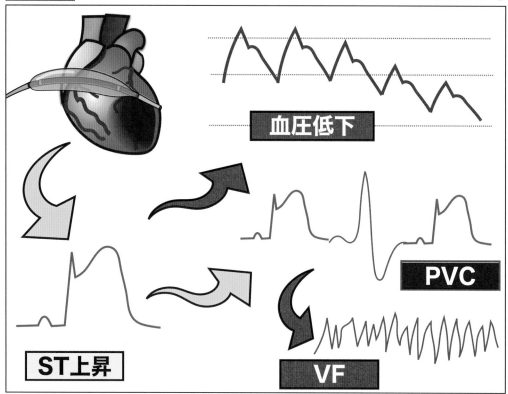

　治療の際に、「ST 変化をしっかりみないと！」ということでここに注目しがちですが、本来の目的は ST 変化を見つけることではなく、心筋虚血が起こって、心臓の機能が低下しないかどうかをみることが目的です。

　ST 変化が悪いわけではなく、ST 変化してきたので心筋虚血が起こっているので、そのときに血圧をしっかり出すことができているか？ 不整脈は出現していないか？ ということをモニタリングすることが非常に大切です。ST 変化はその他のバイタルサイン変化の前兆として捉えて、そこから血圧、不整脈に対するモニタリングを強化しましょう。あわせて患者の様子にも注目するためにも、ST 変化が起こった場合には、チームスタッフ全員にしっかり伝えます。スタッフは、特に緊張感をもってあらゆるバイタルサインに注目するようにしましょう。

　不整脈の中でも心室期外収縮（PVC）の出現は、ときには心筋からの SOS であることがあります。例えば、心筋虚血による心室期外収縮は、深刻な心筋虚血が起こっていると考えていいかもしれません。PVC の数が増えれば増えるほど、事態は深刻です。この PVC がきっかけとなり、心室頻拍や心室細動を誘発してしまうかもしれない可能性が増大するからです。PVC が出現、さらには数が増えてきたときには必ずチームメンバーに伝えて、より緊張感をもってモニタリングしましょう。

　また、心筋虚血以外にも PVC は起こり得ます。ガイドワイヤーを挿入中、ガイドワイヤーが血管を貫き心筋を突いてしまったときに PVC が発生することがあります。これは、冠動脈穿孔につながるかもしれないサインになります。今まで出ていなかった PVC が出始めたときには、すぐに術者に伝えるようにしましょう。術者はガイドワイヤーなどデバイスの操作に集中している場合があります。そんなときに聞こえる「PVC です！」の声は、ガイドワイヤーなどのデバイスが奥深くに入りすぎていませんか？ と術者には聞こえるはずです。

奇脈を見極めろ！

呼吸に合わせて血圧変動

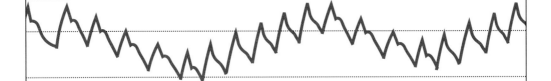

収縮期血圧 **10mmHg以上の差**

→ 心タンポナーデのサインかも。

　観血血圧を見てみると、血圧波形が大きく波打って変動していることがあります。収縮期血圧が 10 mmHg 以上の差、波打って変動してしている場合のことを奇脈といいます。これは、心タンポナーデが起こっていることが推測されるサインになります。

　心臓の周りは心膜に覆われていて、その上に肺が覆いかぶさっています。もし、冠動脈が穿孔しそこから出血したり、心臓が破裂して心臓から血液が漏れ出たりしたときには、心嚢内に血液が貯まります。そのときも、肺は呼吸のために大きくなったり小さくなったりしています。肺が大きくなったときには、そのぶん心嚢内に溜まった血液により心臓が圧排されます。これにより血圧が変動するのです。

　呼吸に合わせて収縮期血圧が 10 mmHg 以上の場合は、術者にすぐに伝えるようにしましょう。状況によっては心タンポナーデを疑い、心エコーなどで確認されることになります。

LECTURE 3

イメージング

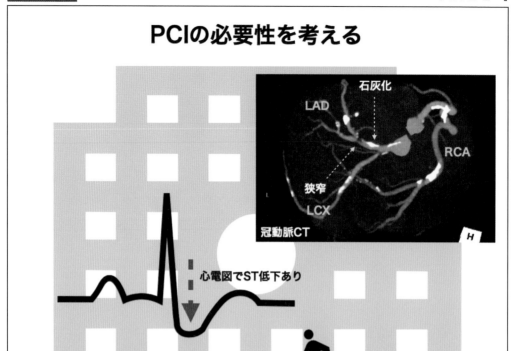

PCIの必要性を考える

ここからは症例をもとに冠動脈の評価について考えていきます。

定期受診時の心電図検査で胸部誘導を中心に軽度の ST 低下があったため、虚血性心疾患を疑い冠動脈 CT の追加検査が行われた患者です。冠動脈 CT では RCA、LCA ともに石灰化が散見され、特に LAD の # 6～7 にかけて高度狭窄を認めました。しかしこの患者は胸の違和感などを感じているわけではなく、まったくの無症状です。また心臓超音波検査でも心機能の低下はなく現状の生活に困っていません。

このような患者に対して PCI を行うべきでしょうか？ PCI はメリットもあればデメリットもあるので冠動脈狭窄＝ PCI ではありません。薬剤による治療も含め、予後を考えた治療選択が重要となります。

この患者は心筋 SPECT 検査を行ったところ、左室前壁で血流不足を認めたため PCI が行われました。では PCI すべきかどうか、冠動脈の評価方法について詳しくみていきます。

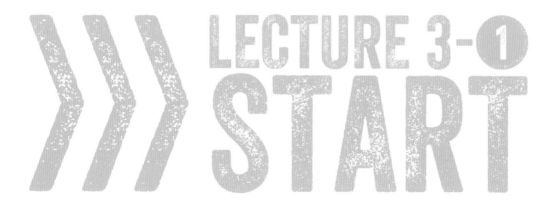

冠動脈評価方法

解剖学的評価　　**狭窄度**の評価

・ 冠動脈造影検査（CAG）
・ 冠動脈CT angiography（CCTA）
・ 血管内超音波検査（IVUS）
・ 光干渉断層造影（OCT）　　など

機能的評価　　　**虚血度**の評価

・ 冠血流予備量比（FFR）
・ non-hyperemic pressure ratios（NHPRs）
・ 負荷心筋血流SPECT画像
・ FFR-Computed Tomography（FFR-CT）
・ FFR angio など

今回の患者さんはCCTAで評価し
負荷心筋血流SPECT画像で診断された

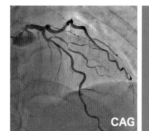
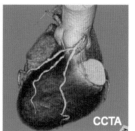
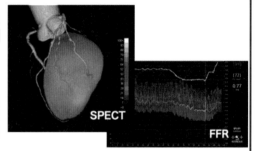

　狭心症が疑われたときに、冠動脈の狭窄が原因なのかを評価するための検査は、大きくわけて2種類あります。

　CAG、冠動脈CTは造影剤を注入して、狭いところはないか？ 血栓のように見えるものはないか？ など見た目に異常がないかを評価する方法です。このように通常の解剖とは違うところがないかを評価する検査は、解剖学的評価と呼ばれます。血管内のプラーク性状などを評価するIVUSやOCTも見た目の評価です。

　では解剖学的評価を行い、見た目が通常よりも半分以上狭いからといって、それは狭心症の症状を引き起こしている原因なのでしょうか？ そもそも通常の太さとはどのくらいでしょうか？ 医師によって"通常"と思う太さは違うのではないでしょうか？ など疑問が出てきます。実際に、医師によって狭窄度合の評価はバラバラであることがわかっています。

　本当に治療すべき病態は、治療をすることで患者の予後が良くなる場合です。それを判断できる代表的な検査が、冠血流予備量比（FFR）検査です。FFRなどの検査は機能的評価と呼ばれ、冠動脈の狭窄によって心臓に負担がかかっていないかを評価できます。今回の患者は解剖学的評価にCCTA（coronary computed tomography angiography/ 冠動脈CT血管造影）を用い、機能的評価に負荷心筋血流SPECTにてPCIすべき狭心症と診断され、CAGを行いました。

事前の情報を活かす

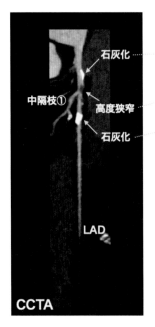
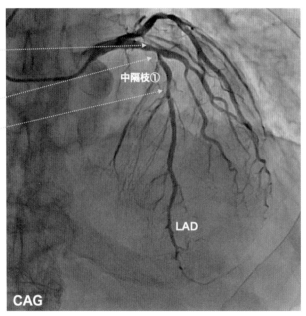

　症例患者の CAG 画像です。CCTA で見えていたように LAD に狭窄があり、LCX にも中等度の狭窄がありました。どちらを治療すべきでしょうか。これは事前の負荷心筋血流 SPECT 画像により答えが出ています。患者は前壁領域の血流不足ということがわかっているので、前壁領域を担っている LAD の治療が必要です。事前検査の情報はとても重要になります。

　また CCTA の情報も PCI 時に役に立ちます。CCTA で LAD だけを抽出した画像を見ると、奥（#7）に石灰化があり、LCA 入口部側にいくと中隔枝①とは対側にプラークがあり、高度狭窄となっていること、さらに入口部側（#6）にいくと石灰化があることがわかります。この情報を知っていると、CAG だけでは見えてこないプラークの固さやプラークの長さが予測できるので、あらかじめ治療デバイスを準備したり、起こり得る合併症を予測したりできるので、焦らずスムーズな PCI に貢献できると思います。

　IVUS でさらに評価すると、CCTA 通りに石灰化の間にあるプラークは柔らかく、末梢塞栓を起こすリスクがあると判断し、slow flow のリスクを考慮しながら治療が進みました。

機能的評価方法

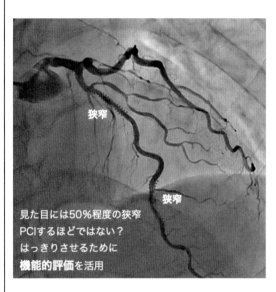

狭窄

狭窄

見た目には50％程度の狭窄
PCIするほどではない？
はっきりさせるために
機能的評価を活用

PCI　OMT

安定狭心症への治療方法は
機能的評価による選別が推奨

経皮的冠動脈形成術（PCI）のリスク

・ 造影剤腎症
・ 被曝
・ PCI中の合併症
・ 治療部位の再狭窄
・ 治療後の内服薬による出血リスク　など

至適な薬物療法(OMT)とは
生活習慣の改善と薬物療法による治療方法

　このCAG画像は、見た目ではLADにそれほど狭くない狭窄があります。このような中等度狭窄のある冠動脈を見た目だけで診断し、PCIを実施すると、狭窄の程度や場所によっては過剰なPCIとなり、結果的に不利益のほうが大きくなることがあります。

　例えば、ステントを留置すると抗血小板薬を飲んでもらう必要がありますが、出血リスクが上がり、脳出血の頻度が上がるなどの不利益があります。そこでCAGだけの見た目の評価だけではなく、PCIをすべきかどうかの検査を追加し、診断することが重要です。

　PCIすべきかどうかは冠動脈のはたらきを考えるとわかります。冠動脈のはたらきは心臓の筋肉に血液を運び、栄養と酸素を供給することなので、必要な分だけ血液を供給できているかどうかを診断することになります。この追加の評価を「機能的評価」と呼び、血液不足と診断された冠動脈を「虚血」としてPCIを行うべきと推奨されています。特に見た目による評価と機能的評価の乖離によって過剰な治療をしてしまうことが、RCAとLCXで多く起こります。

　一方で、LADはPCI対象なのに見た目で治療が必要ないと判断されることが多いです。正常な冠動脈は奥にいくにつれて細くなり、栄養を運搬すべき心筋の量は奥にいくにつれて少なくなっていきます。つまり、奥のほうに狭窄があっても虚血の程度は弱いですが、手前にある場合は軽い狭窄であっても虚血の程度が強いことがあります。見た目だけでは心筋の量がわからないため、機能的評価がやはり重要になります。この患者は機能的評価で有意な虚血と診断され、PCIが行われました。心筋に必要なだけの血液が送られているかをしっかり評価してからPCIの必要性を判断するという考えが機能的評価です。機能的評価の代表的な検査がFFRです。

文献
1) Nakamura, M. et al. Modification of treatment strategy after FFR measurement : CVIT-DEFER registry. Cardiovasc Interv Ther. 30, 2015, 12-21.

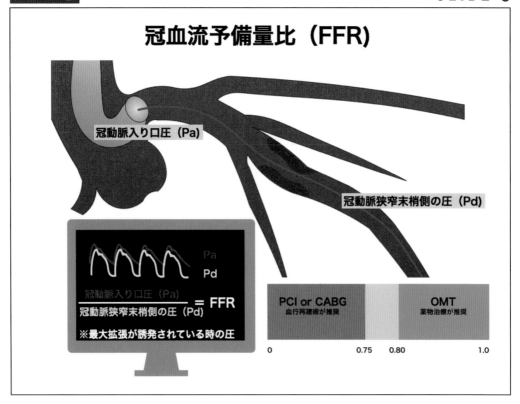

カテ室で行う機能的評価の一つに、冠血流予備量比（FFR）があります。ここではFFRの方法を見ていきましょう。

プレッシャーワイヤーと呼ばれる、先端近くに圧力が測れる部分がある特殊なワイヤーを狭窄がある冠動脈の奥に進めていきます。健常な冠動脈であれば奥に進んでも圧力は変化しませんが、狭窄があり血流が足りていない場合は圧力が下がります。どのくらい圧が下がったかを比較するために、冠動脈の入り口に置かれているカテーテル先端圧も同時に測れるようにしておきます。冠動脈入口平均圧（Pa）、冠動脈狭窄末梢側の平均圧（Pd）として圧の比率を同時に測り比較していきますが、冠動脈の圧力は状況によって変化する機能（自己調節能）があります。この機能は、運動して脈が早くなっている状況であれば、心筋がたくさんの血液を必要とするため冠動脈は広がり、血液を流れやすくします。その変化を、薬剤を投与して最大（最大冠拡張）にして、たくさんの血液が必要になっている状態での圧力差を比較することで、虚血の度合いを評価します。

FFRの値が0.80以下であれば有意な狭窄と考えPCIなどの血行再建術をしたほうがよく、0.81以上であれば狭窄が進行しないよう最適な薬物療法を行うほうが不利益が少ないです。また0.76〜0.80はグレーゾーンと呼ばれ、有意な狭窄は稀であり、患者の症状や既往歴などで治療の判断をします。また冠動脈入口側にワイヤーを引き抜く際にも値を確認し、大きく数値が上がる病変がない（びまん性病変）場合も薬物療法が考慮されます。

プレッシャーワイヤーを使用せずに3方向から撮像したCAG画像を3Dに変換し、FFR値を自動で計算できるFFR angioというシステムがあります。FFR angioはワイヤーによる合併症がないなどのメリットがあります。

最大拡張誘発剤の種類

薬剤	投与方法	容量	誘発までの時間	注意点
アデノシン ATP	静脈内持続投与	140〜180μg/ kg/分	1〜2分	カフェインにて効果減弱
ニコランジル	冠動脈直接投与	LCA 2mg RCA 2mg	15秒	効果時間が20秒と短い
塩酸パパベリン	冠動脈直接投与	LCA 12mg RCA 8mg	15秒	稀に重症性の不整脈を起こす

◎アデノシン三リン酸 /ATP

　静脈内持続投与される薬剤です。用量は 140〜180 μg/kg/min で投与します。10〜15%の患者で血圧低下、ほてりや胸痛の症状が出るので、あらかじめ患者に声をかけておきます。気管支喘息、重度の閉塞性肺疾患、Ⅱ度以上の房室ブロックの患者には症状が増悪する恐れがあります。またカフェインにより最大拡張効果が減弱してしまうので、検査前よりカフェインの摂取を控えてもらう必要があります。投与開始後 1〜2 分で最大拡張が誘発されます。

◎ニコランジル

　冠動脈に直接投与する薬剤です。用量は左右冠動脈とも 2 mg で、10 秒程度で投与します。重篤な副作用は少なく、投与後 15 秒程度で最大拡張が誘発されます。最大拡張の効果時間が短いため、引き戻し測定する場合には、最大拡張の状態が維持されていることに注意しないと正確な値が得られないことがあります。

◎パパベリン塩酸塩

　冠動脈に直接投与する薬剤です。用量は左冠動脈 12 mg、右冠動脈 8 mg を 15 秒かけて投与します。1〜2%の頻度で Torsade de Pointes（トルサード・ド・ポワント）や心室細動に移行する副作用があります。強い最大拡張作用があり、投与後 15 秒で最大拡張が誘発されます。

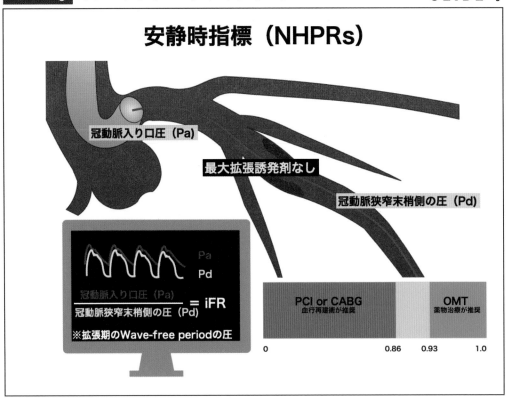

FFRでは薬剤を用いて最大拡張下で狭窄度合いを評価しますが、最大拡張させずに評価するNHPRs（non-hyperemic pressure ratios）という指標があります。最大拡張でない安静時に評価することから、RI（Resting index）と呼ばれることもあります。

最大拡張誘発剤を用いない点以外はFFRと同様で、プレッシャーワイヤーを狭窄の奥まで進めて冠動脈入口圧と狭窄奥の圧較差を計測します。NHPRsは装置によって名称と解析の方法が違い、instantaneous wave-free ratio（iFR）、resting full-cycle ratio（RFR）、diastolic hyperemia-free ratio（DFR）、diastolic pressure ratio（dPR）などがあります。RFR以外のNHPRsは心臓が拡張していく周期の一部分で、冠動脈血流が安定する範囲のみで圧較差を計測します。NHPRsが0.89以下で血行再建が推奨されます。

最大拡張をしないので、FFRと比較して薬剤による患者不快感が少ない点や、最大拡張を待つ時間がないため検査時間の短縮などのメリットがありますが、安静時の状態であることが前提となるため、注意する点がいくつかあります。貧血や発熱、心拍数上昇などで心筋がたくさんの酸素を必要としている状態では正確な値が望めません。また生理食塩液を冠動脈に流すだけでも一時的に冠動脈が拡張してしまうことにも注意が必要で、安静状態に戻るまで待たなければならないことがあります。

またFFRとNHPRsを同じ病変で測定した場合の20%に、異なる結果が出ることがわかっています。どちらの結果に沿って治療を進めるべきかは現段階ではわかっていません[1]。

文献
1) Cook, CM. et al. Fractional Flow Reserve/Instantaneous Wave-Free RatioDiscordance in Angiographically Intermediate Coronary Stenoses : An Analysis Using Doppler-Derived Coronary Flow Mesurements. JACC Cardiovasc Interv. 10, 2017, 2514-714.

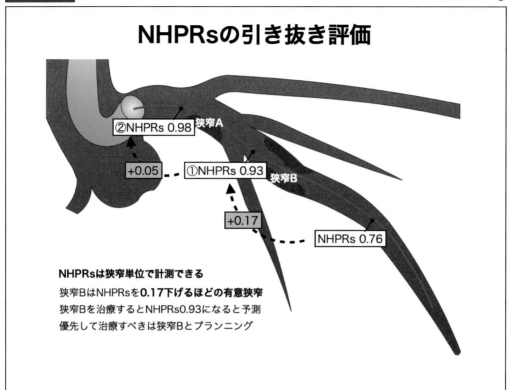

このように冠動脈から離れたところに 2 ヵ所以上の狭窄（tandem 病変）があった場合に、どちらの狭窄が有意狭窄かを判断し PCI の方針を決めていきます。こんなときにも NHPRs は役に立ちます。

NHPRs では、プレッシャーワイヤーを冠動脈入り口まで引き戻す際に圧較差を連続的に計測し、圧較差が大きく減ったほうが有意に狭窄しているという指標になります。

例えば①の部位まで引き戻した際に NHPRs が 0.76 から 0.93 まで上昇したということは、奥の狭窄 B は 0.93－0.76＝0.17 で NHPRs を 0.17 下げる狭窄になります。

さらに②の部位まで引き戻した際に 0.93 から 0.98 まで上昇したということは、手前の病変 A は 0.98－0.93＝0.05 で NHPRs を 0.05 しか下げない狭窄になります。つまり A と B の狭窄では B のほうが大きく NHPRs を下げている有意狭窄となり、優先的に B を治療すべきという方針を決めることができます。

一方 FFR では最大拡張を用いるため、このように 2 ヵ所以上の離れた狭窄がある場合にどちらが有意かを判別することは難しいため、引き戻して PCI のプランを立てる時には NHPRs が活躍します。

冠微小循環障害を評価する

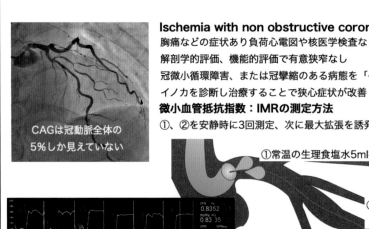

CAGは冠動脈全体の5%しか見えていない

Ischemia with non obstructive coronary arteries : INOCA
胸痛などの症状あり負荷心電図や核医学検査などで虚血所見あり
解剖学的評価、機能的評価で有意狭窄なし
冠微小循環障害、または冠攣縮のある病態を「イノカ」と総称する
イノカを診断し治療することで狭心症状が改善
微小血管抵抗指数：IMRの測定方法
①、②を安静時に3回測定、次に最大拡張を誘発し3回測定する

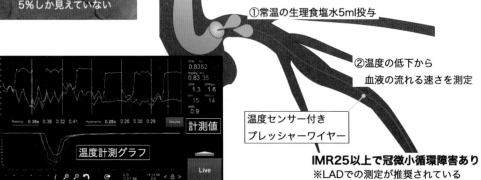

①常温の生理食塩水5ml投与

②温度の低下から
　血液の流れる速さを測定

温度センサー付き
プレッシャーワイヤー

温度計測グラフ
計測値

IMR25以上で冠微小循環障害あり
※LADでの測定が推奨されている

　冠動脈は心筋の中に張り巡らされており、心筋の隅々にまで血液を運んでいます。しかし私たちがCAGで見ている冠動脈は全体の5%ほどで、末梢の血管は評価できていません。

　胸部症状などがあり、CAGをしたものの有意な狭窄がない患者の中には、冠微小血管に障害があって心筋が虚血となり症状が出ている患者がいます。冠微小循環障害がある疾患、または冠攣縮を起こす疾患を総称してINOCA（イノカ：Ischemia with non-obstructive coronary artery disease）と言います。イノカと診断し適切な薬物治療を行うことで胸痛などの狭心症の症状が改善し、QOLが上がることがわかっています。

　冠微小循環障害の検査はCoroFlow®というシステムを用いて行うことができます。CoroFlow®と接続したプレッシャーワイヤーをLADに進めていき、室温にした生理食塩液2〜6 mLを安静時に3回、さらに最大拡張誘発剤を使用し3回、造影カテーテルより投与します。その際にCoroFlow®が冠内圧と流速を測定し、IMR（index of microcirculatory resistance）という微小血管抵抗指数を自動計算します。

　IMRが25より大きければ、CAGでは見えていない冠微小血管に障害があって流れが悪いということになり、内服薬などによる治療介入が必要となります。CAGだけでは原因不明であった症状に対して、診断をつけることが期待できる検査になります。

文献
1）　Ford,TJ. et al. 1-Year Outcomes of Angina Management Guided by Invasive Coronary Function Testing (CorMicA). JACC Cardiovasc Interv. 13, 2020, 33-45.

メディカ出版の おススメ！ 7 2024

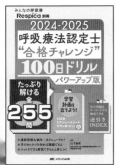

新刊 呼吸器

みんなの呼吸器 Respica 別冊
2024-2025呼吸療法認定士 "合格チャレンジ"100日ドリル パワーアップ版

たっぷり解ける全255問／学習計画を立てよう！
100日スケジュールシートダウンロード付き／
苦手問題をキーワードから検索できる逆引きINDEX

厳選問題と丁寧な解説で合格をGET！

山下 崇史 監修
●定価4,180円（本体＋税10%）　●B5判　●240頁　●ISBN978-4-8404-8491-6

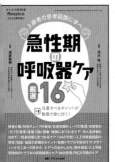

新刊 呼吸器

みんなの呼吸器 Respica 2024年夏季増刊
上級者の思考回路に学べ
注意すべきポイントが動画で身に付く！
急性期の呼吸器ケア　厳選16

深く・濃い呼吸器ケアの知見、ここにあり！

清水 祐 編著／尾野 敏明 監修
●定価3,520円（本体＋税10%）　●B5判　160頁　●ISBN978-4-8404-8368-1

消費税はお申し込み・ご購入時点での税率が適用となります。

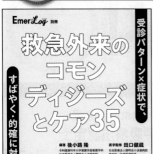
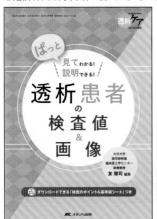

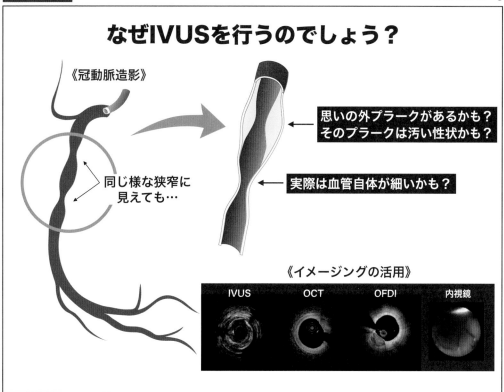

　狭心症や心筋梗塞が疑われたときには、その確定診断および治療をするために冠動脈造影を行います。そして、冠動脈造影で有意狭窄を認めたり、FFR（fractional flow reserve/ 冠血流予備量比）などで虚血が証明されたりすれば治療となります。では、なぜ IVUS（アイバス：intravascular ultrasound/ 血管内超音波）をするのでしょうか？ 冠動脈造影はあくまで影絵であるため、実際の血管の姿を反映していないことがあります。造影上は同じような狭窄に見えていても思いのほかプラークがあるかもしれないし、血管自体が細いことがあるかもしれません。また、冠動脈造影ではプラークの性状までわかりません。そこで、イメージングを活用すると実際の血管の姿を見ることができます。イメージングを行うことで病変の解明や治療成績の改善も期待できます。イメージングには音で見る「IVUS」、光で見る「OCT/OFDI（光干渉断層撮影法)」、そして直視する「内視鏡」があります。ただし内視鏡は、内腔しか見えないため実際の血管径がわからないことや、血管内径や病変長の測定ができないなどがあるため、あまり使用されていません。臨床で使用されている IVUS と OCT/OFDI にはそれぞれ得手不得手があります。この項では IVUS の話をしていきますので、次項の OCT/OFDI と比較していただければ理解が深まると思います。

LECTURE 3-2
START >>>

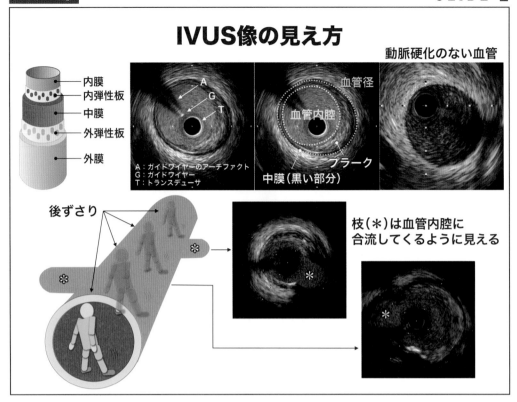

　基礎知識として、動脈血管の構造を知っておく必要があります。動脈血管は、内皮細胞で覆われた内膜、主に平滑筋からなる中膜、そして、外層の結合組織である外膜の三層構造をしています。そして、内膜と中膜の間には内弾性板、中膜と外膜の間には外弾性板があります。

　IVUS像にはトランスデューサー、ガイドワイヤー、そしてガイドワイヤーによるアーチファクト（音響陰影）が見えます。ただし、ガイドワイヤーが見えないタイプのIVUSカテーテルもあります。そのIVUS像ですが、黒い部分が中膜に相当する部分で、そのすぐ外側の外弾性板の位置が血管径となります。中膜の内側にプラークがあり、プラークの内側が血管内腔となります。ただし、IVUSの解像度では中膜自体が見えているわけではないため、動脈硬化のない血管、つまり内膜の肥厚がない血管では中膜がはっきりしない単層の像として見えます。IVUSは血管の遠位部から近位部に引き抜きながら観察しています。自分自身が血管の中で「後ずさり」しながら見ているイメージです。冠動脈にはたくさんの側枝がありますが、それらの側枝は血管内に合流してくるように見えます。この側枝の位置は血管の方向性を決めるうえで重要です。

WORD
内膜：intima、中膜：media、外膜：adventitia
内弾性板：internal elastic membrane (IEM)、外弾性板：external elastic membrane (EEM)

代表的なプラーク

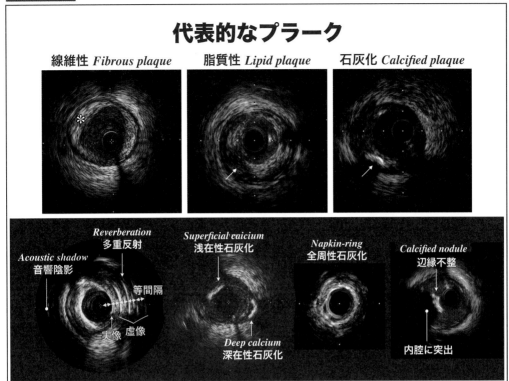

　線維性プラークは線維化の進んだ安定したプラークで、IVUS では輝度が血管外膜と同等で、均一な性状で白っぽく見えます。線維性プラークが白っぽく見えるのに比べ、脂質性プラークは低輝度エコー領域でやや暗く見えます。脂質性プラークは線維性プラークに混在していることがほとんどです。石灰化プラークはカルシウムが沈着したプラークで、輝度が高く線維性プラークよりもさらに白く見えます。石灰化により超音波が反射されるため、その背後は何も見えない「音響陰影」となります。また「多重反射」が起こることもあり、これはいわゆる虚像が見えている画像です。石灰化の位置により「浅在性」と「深在性」に分けられ、角度により軽度（石灰化エコーが 90°まで）、中等度（90〜180°）、高度（180°以上）に分けられます。また、石灰化が全周に見られる場合を「ナプキンリングサイン（napkin-ring sign）」といいます。ナプキンリングのような高度石灰化は、拡張不良が起こったり高圧拡張による冠動脈破裂が起こったりすることがあり要注意です。そのため、ロータブレーターやダイヤモンドバック 360 などを使用して石灰化を除去（デバルキング）するか、ショックウェーブと呼ばれる衝撃波にて石灰化を破砕するデバイスを使用します。石灰化の中には顆粒状の結節を示す「カルシファイドノジュール（calcified nodule）」というものがあります。血管内腔に突出する音響陰影を伴う辺縁不整の石灰化像を呈し、血栓やフィブリンを伴い ACS（acute coronary syndrome/ 急性冠症候群）の原因にもなります。これら石灰化の存在は透視や CT 検査でも確認できます。

末梢塞栓が危惧される画像

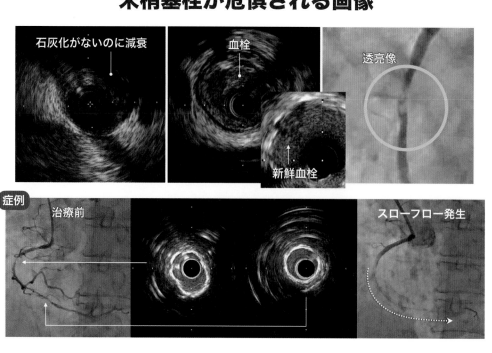

病変拡張後に、末梢塞栓により冠血流が悪くなるスローフロー（slow-flow）が起こることがあります。そこでスローフローを起こす可能性のある IVUS 像を見ていきます。スローフローを起こす可能性のある代表がアテニエーション（attenuation）、いわゆる減衰です。アテニエーションは石灰化がないにもかかわらず後方が見えない画像です。膿の塊のような不安定プラークがあり、POBA（ポバ：percutaneous old balloon angioplasty/ 経皮的古典的バルーン血管形成）により中身が飛び出して、それが血流に乗って末梢で目詰まりを起こすリスクがあります。アテニエーションの角度が大きいほど、長さが長いほど、血管径が大きいほど不安定プラークの量が多くなるため、リスクが増大するといわれています。また、血栓もスローフローのリスクがあります。血栓の性状は性質や形成時期により一定ではありませんが、可動性の有無や不規則な輪郭などが参考になります。新鮮血栓は黒っぽく見えることが多いのでわかりやすいかもしれません。また血栓は、造影でも透亮像（造影剤が抜けたような像）として想像がつくこともあります。アテニエーションや血栓を認めた場合は、末梢塞栓を予防するために末梢保護デバイスを挿入することもあります。

　石灰化がある場合は、音響陰影のためその後方は何も見えません。石灰化の後方もそのまま石灰化が続いていると思いがちですが、実際にはアテニエーションプラークが存在していることもあります。症例は、石灰化プラークにステントを留置後、スローフローを起こし、IABP（intra-aortic balloon pumping/ 大動脈内バルーンパンピング）が必要になりました。このような症例は IVUS の限界であり、予測することは極めて難しいと思われます。

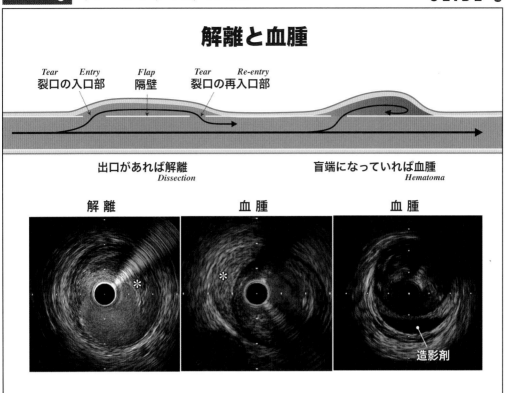

解離と血腫

Tear　Entry　　　　Flap　　　　Tear　　Re-entry
裂口の入口部　　　隔壁　　　　裂口の再入口部

出口があれば解離
Dissection

盲端になっていれば血腫
Hematoma

解　離　　　　　　　　血　腫　　　　　　　　血　腫

造影剤

　解離（dissection）と血腫（hematoma）はどちらも血管壁が裂けてできるものですが、出口があれば解離、盲端になっていれば血腫になります。裂け目を「tear」、入口を「entry」、出口を「re-entry」、隔壁を「flap」と言います。解離は POBA による内腔拡大機序のひとつであるため、POBA 後にしばしば見られる所見です。偏心性の石灰化がある場合は解離や血腫が発生しやすく注意が必要です。また、若年女性に多く発症する非動脈硬化性の SCAD（スキャッド：spontaneous coronary artery dissection/ 特発性冠動脈解離）もあり、これは急性心筋梗塞の原因にもなります。小さい解離は様子を見ることが多いですが、大きな解離が発生した場合はステントを留置して血管が閉塞することを防ぎます。

　血腫ではうっ滞した赤血球により白っぽい均一なエコー所見が見られます。動脈硬化のある血管では、傷つきやすいですが比較的広がりにくいです。動脈硬化の少ない血管では、傷つきにくいですが血腫は容易に広がります。血腫内には残留した造影剤が黒いエリアとして見られることもあります。血腫は慢性期には吸収されて消失しますが、大きな血腫の場合はカッティングバルーンによるリエントリーの形成やステントの留置を行い、急性閉塞を防止します。小さな血腫であっても時間が経てば大きく成長することもあります。そのため、血腫を見逃さないことが重要です。血腫を認めれば 10 分程度様子を見て、拡大傾向であればステント留置を考慮します。解離も血腫もプルバック速度が速いと見逃す恐れがあります。記録速度は速くても、見逃しがないように再生速度はゆっくりにします。また、わかりにくいときは治療前の IVUS 画像と見比べることにより発見できることもあります。

知っておきたいその他のIVUS所見

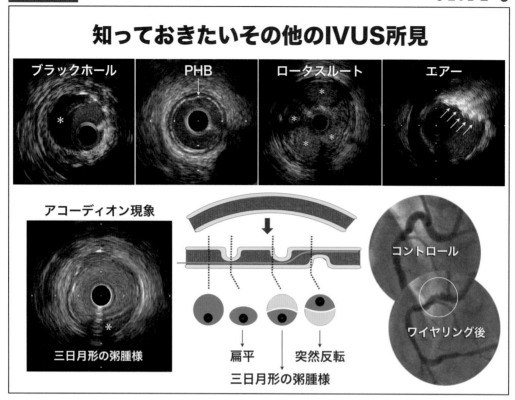

非常に低輝度で均質な構造のプラークはブラックホール（black hole）と呼ばれ、プロテオグリカンを主体とする幼若細胞で、DES（デス：drug eluting stent/ 薬剤溶出ステント）留置後などに見られる所見です。通常のプラークはPOBAでプラークが消えるわけではなく、解離の形成や一部圧縮されて広がりますが、ブラックホールのPOBA後ではプラークの痕跡がほぼなくなり、その成分の多くが水分であることが想像できます。

中膜の内側に高輝度の帯状エコーを認めることがあります。これはPHB（peri-medial high echoic band）と呼ばれる、血管が縮んだために発生した内弾性板の"しわ"と考えられ、これを認めればその血管は広がる可能性があります。必ず硝酸薬で血管を十分拡張させてから評価をしないと、実際の血管サイズを見誤り過小なステントを留置してしまう可能性があります。また、PHBはCTOを開通させたときにも見られ、硝酸薬でも広がりきらないことがあり注意が必要です。

血管内に複数のチャネルが存在している像がロータスルート（lotus root）です。血栓閉塞が自然に再疎通した後に、血栓が退縮して空洞化した所見といわれています。虚血がなければ治療を行う必要はありません。

IVUS中にカテーテルをフラッシュするなどしたときに、冠動脈内にエアーが見られることがあります。白く高輝度に描出されるため石灰化や変形したステントの重積像にも見えます。フラッシュの既往や可動性の有無などで判断します。

アコーディオン現象は蛇行の強い血管がワイヤーで伸ばされたときに見られる所見で、一見すると狭窄や血腫に見えます。冠動脈造影でも確認できるため、予測することができます。扁平に見える、三日月形の粥腫様エコーが突然現れる、ワイヤーが突然反転する、などが特徴です。治療の必要はありませんが虚血になることがあるため注意が必要です。

IVUSで側枝を同定する

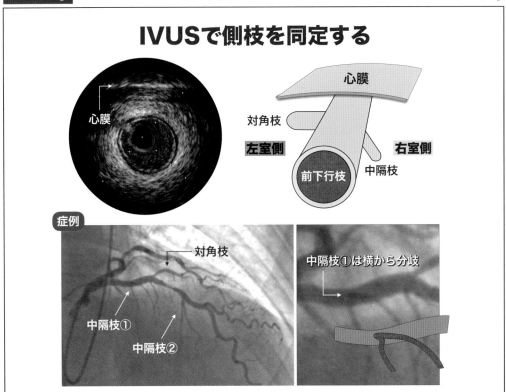

IVUS 上で側枝を同定することが重要です。特に DCA（directional coronary atherectomy/方向性冠動脈粥腫切除術）施行時に側枝の同定を見誤ると、意図しない方向を切削することになり冠動脈穿孔のリスクが増大します。

心膜が見えれば側枝の同定が容易になります。心膜は心臓の周囲を覆っているため、その心膜を目印にすると血管との方向性がわかります。その心膜ですが、IVUS では白い可動性の線状エコー像として見られます。心膜エコーは遠位部で見られることが多いですが、見られないこともあります。左室と右室の間を走行している前下行枝の場合、心膜の左側が左室、右側が右室になります。そのため左室側に分岐する側枝が対角枝となります。対角枝は心膜から反時計方向の 90°に近い位置にあります。その対角枝に比べて中隔枝はバリエーションがあります。症例の冠動脈造影では「中隔枝①」と「中隔枝②」は、どちらも下向きに分岐しており、一見すると同じ方向から派生しているように見えます。しかしよく見ると、「中隔枝①」は横から分岐しています。実際の IVUS でも二本の中隔枝が異なる方向から分岐していました。また、枝の合流の仕方が参考になることもあります。対角枝は前下行枝に平行に走行しているため徐々に合流することが多く、中隔枝は穿通枝と呼ばれることからもわかる通り、前下行枝と垂直に近く走行しているためすぐに合流することが多いです。

冠動脈造影はイメージングの基本です。事前に詳細に観察することでイメージングの読影力が高まります。

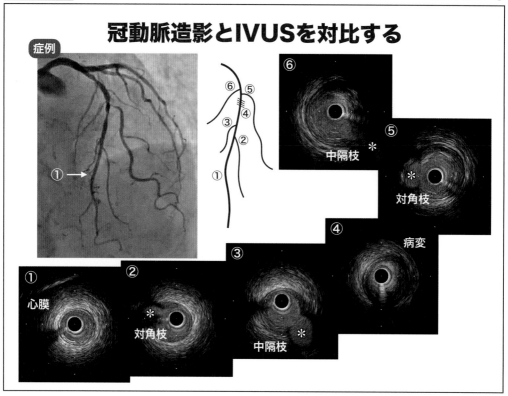

冠動脈造影とIVUSを対比する

IVUS を読影する進め方の一例を示します。IVUS では側枝を同定し冠動脈造影と一致させる必要があるため、まずは冠動脈造影をじっくりと観察します。IVUS 実施前に冠動脈の簡易図を書くことで理解しやすくなります。そして、大事なのが IVUS を実施する前に頭のなかでシミュレーションしておくことです。

　症例では矢印付近（①）から IVUS を記録するとして「まず『対角枝②』が見えて、すぐに反対側に『中隔枝③』が見える。そして『病変④』が観察され『対角枝②』と同じ方向に大きな『対角枝⑤』が見えて、ほぼ同時に反対側に『中隔枝⑥』が見えて…」といった具合です。実際の IVUS 像では、①に心膜が見えています。p77 でも解説しましたが、この心膜が見えることにより側枝の方向性の同定が容易になります。症例では 11 時の方向に心膜があるため、その反時計回転方向の 8 時から 10 時方向に対角枝が現れるだろうと想像できます。そして、実際でも 9 時方向に対角枝がありました（②）。そして中隔枝③、病変④、対角枝⑤、中隔枝⑥とシミュレーション通りの画像が現れました。このように、事前にシミュレーションをしておくことにより、いきなり画像を見るよりは容易に側枝の同定ができるのではないでしょうか。

ステント留置前に気をつけること

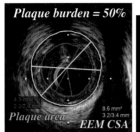

ポジティブリモデリング

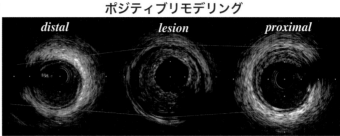

Plaque burden = 50%

Plaque area　*EEM CSA*

distal　*lesion*　*proximal*

Plaque burden (%) = Plaque area / EEM CSA × 100 = 4.3 / 8.6× 100 = 50%

スクイージング

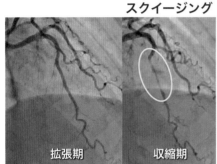

拡張期　　収縮期

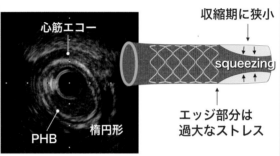

心筋エコー

PHB　楕円形

収縮期に狭小

squeezing

エッジ部分は
過大なストレス

イ
メ
ー
ジ
ン
グ
・
２

IVUS

LECTURE
3

　ステントを留置する場合、まずステントエッジ位置（landing point）を決めます。プラークがないところが理想ですが、びまん性病変の場合はプラーク面積が50％程度以下であれば許容されます。次にステントの径を考えます。末梢側と中枢側の血管径が異なる場合、ステントサイズを中枢側の血管径に合わせると末梢側のステントが血管径に対して過大に拡張してしまうため、血管を傷つける恐れがあります。そのため、ステントサイズは末梢側の血管径に合わせて選択することが多いです。びまん性の病変であっても、最近は長いステントがあることから複数のステントを使用することは少なくなりましたが、末梢側と中枢側で血管径が大きく異なる場合などでは径の異なる複数のステントを留置することがあります。その場合、ステントとステントのオーバーラップ部分が主要な側枝に来ないように留置します。オーバーラップ部分はステントが二枚重ねになっているため、その後の側枝へのワイヤリングに難渋する可能性があります。

　心筋ブリッジとは冠動脈の一部が心筋内に埋没して走行しているもので、冠動脈造影では心収縮期に狭窄様所見を呈し、スクイージング（squeezing）やミルキング（milking）と呼ばれます。IVUSでは冠動脈を囲っている心筋を確認することができ、収縮期には冠動脈が楕円形になります。また、心筋ブリッジ部位ではPHBを認めることが多いです。この心筋ブリッジにステントエッジが来た場合、過大なストレスにより冠動脈破裂のリスクがあるため注意が必要です。

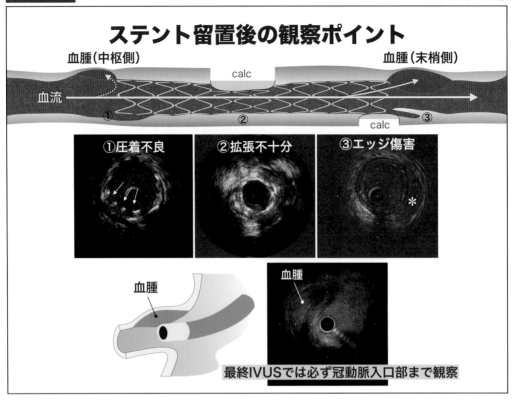

ステント留置後の観察ポイント

血腫（中枢側）　　　　　　　　　calc　　　　　　血腫（末梢側）

血流

① ② calc ③

①圧着不良　②拡張不十分　③エッジ傷害

血腫

血腫

最終IVUSでは必ず冠動脈入口部まで観察

　ステント留置後は「圧着状態」「拡張状態」「エッジ傷害の有無」の３つを重点的に観察します。特にエッジ傷害である解離や血腫は小さいこともあります。小さい血腫でも時間が経てば大きくなり急性閉塞につながることもあります。見逃しがないように、傷付きやすいステントエッジ付近は何度も見直し念入りに観察します。特にステント末梢側の血腫は血流が流入しやすいため、血腫が進展しやすいことを念頭に置いて観察します。石灰化は"くせ者"です。深い石灰化は問題にならないことが多いですが、浅い石灰化は拡張不良や圧着不良の原因になり、デバイスが通過しにくいこともあります。また、ステントエッジの浅在性石灰化はエッジ傷害の原因になります。このように石灰化はワイヤリングやデバイスの通過に難渋するだけでなく、治療成績や合併症にも影響を及ぼす"やっかい者"です。

　ステントエッジだけではありません。ガイディングカテーテルなどで傷付けられた解離や血腫を見逃さないために、最終 IVUS では必ずガイディングカテーテルを抜いた状態で冠動脈入口部まで観察します。もちろん、冠動脈造影でも冠動脈入口部を確認しますが、"影絵"であるため見逃していることも考えられます。冠動脈造影で問題がないからといって安心するのではなく、常に「かもしれない」との気持ちを持って読影に臨みましょう。IVUS を、ステントサイズを決めるためのツールで終わらせるのではなく、より有効に利用することで合併症や再狭窄の少ない治療を施すことができます。そのためには、メディカルスタッフも医師とディスカッションできるスキルを身につけることが重要です。

IVUSとの違い

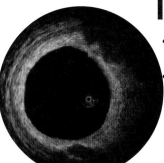

- 近赤外線を用いる光学的なイメージングモダリティ

- 主な特徴
  ① 高解像度：15〜20μm
  ② 浸達度：1〜2mm
  ③ 明瞭な内腔および血管壁の観察

- 血流の除去

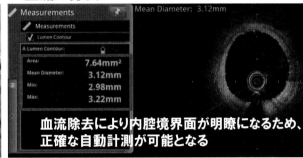

ACR機能

Measurements	
Measurements	
✓ Lumen Contour	
A Lumen Contour:	
Area:	7.64mm²
Mean Diameter:	3.12mm
Min:	2.98mm
Max:	3.22mm

Mean Diameter: 3.12mm

血流除去により内腔境界面が明瞭になるため、
正確な自動計測が可能となる

　OCT は近赤外線を用いた光学的な血管画像診断法です。血管内診断法としての位置づけとしては IVUS（intravascular ultrasound）、血管内視鏡と同様に、形態学的診断法に位置づけられます。

　OCT は IVUS と比較して約 10 倍の解像度を有しており、高解像度を利用した組織性状評価が OCT の得意なことのひとつです。しかし浸達度は浅くなっています。OCT で血管を観察する際には、近赤外線の減衰を防ぐために血液を除去する必要があります。血液除去の必要性については次項で詳しく述べます。

　血液の除去によるメリットもあります。血液を除去することにより内腔境界面が明瞭になるため OCT では正確な自動計測が可能となります。また、MLD の計測においては OCT と IVUS を比較すると IVUS のほうが 8% 大きく、ファントムを用いた断面積の計測値については IVUS で 8% 大きく、OCT のほうが真値に近い[1] という結果が出ています。

　機種によっては造影しながら撮像することにより ACR（angio co-registration）機能が使用できます。アンギオ画像上でどの部分を OCT で観察しているかを共有できる有用な機能です。

WORD
[MLD (minimum lumen diameter)] 最小内腔径。対象部での最も径が小さい部分のこと。
[MLA (minimum lumen aria)] 最小内腔面積。対象部で最も面積が狭い部分のこと。

TIPS
ステント留置部は MSD（minimum stent diameter）最小ステント径、MSA（minimum stent aria）最小ステント面積という表現を用いる。

文献
1) Kubo, T. et al. OCT compared with IVUS in a coronary lesion assessment: the OPUS-CLASS study. JACC Cardiovasc Imaging. 6, 2013, 1095-104.

血球除去の必要性

・近赤外光は赤血球表面で乱反射・減衰をおこす

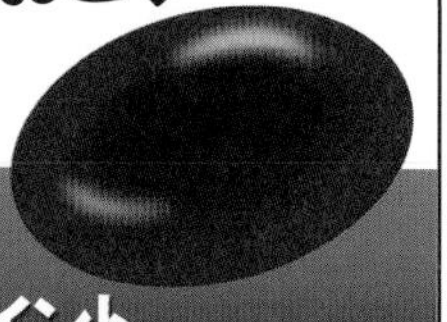

質の高い画像取得のためには、いかにフラッシュ（血球除去）できるかがポイント

注意点

- **フラッシュ中は冠虚血状態と同様**
  >> 致死性心室不整脈の発生に注意
- **フラッシュ溶剤による容量負荷**
  >> 心不全の増悪

　前項でも述べたように、OCT で血管を観察する際には血液の除去が必要となります。その理由は、近赤外線は血液内の赤血球によって乱反射と減衰が引き起こされてしまうからです。信号減衰が起こると取得する画像の質を著しく低下させてしまうため、画像を得る際には造影剤や低分子デキストラン（使用する溶液は施設によってさまざまです）などによる血液の除去が必要となります。しかし造影剤などによる血液の除去は一時的な冠虚血状態を作り出します。この冠虚血状態が適切な時間を超えてしまうと心室性不整脈や徐脈を生じる可能性があるため注意が必要です。

　冠虚血時間が適切でないと、心室頻拍や心室性期外収縮による R on T からの心室細動を誘発してしまう危険性があります。また撮像回数が多くなってくると容量負荷による心不全増悪にも注意が必要です。

　効果的なフラッシュを実施するためにも、テストショットを行い血液除去の効率を評価し、ガイディングカテーテルの同軸性の確認やガイドエクステンションカテーテルの使用も考慮しましょう。質の高い画像取得を目指すことが大事ですが、最初と最後の撮像や性状評価を中心にしたい場合は質の高さを優先し、計測が目的であれば最低限の画質でも問題ありません。

　何を目的に画像を取得するのかを考え、最小限の容量とフラッシュ時間を意識することが大事です。

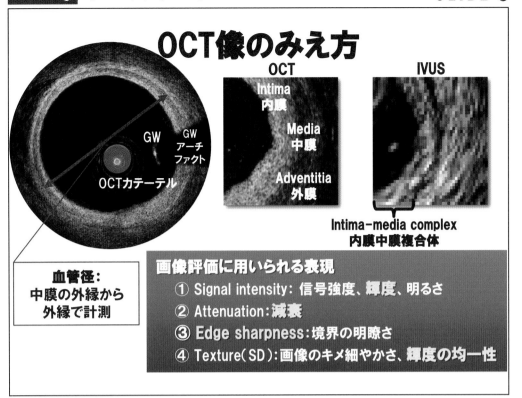

OCT像のみえ方

OCT 像のみえ方についてです。OCT は光の特性である、吸収と散乱を用いています。画像評価（組織性状評価）の際には、下記の用語で表現します。

①輝度（signal intensity）

②減衰（attenuation）

③境界の明瞭さ（edge sharpness）

④輝度の均一性（texture）

OCT は IVUS のように外膜の輝度と比較するというような評価方法ではなく、組織そのものの輝度を評価します。一断面内で比較するものがないため、より主観的な評価になる可能性があることに注意が必要です。

OCT の基本イメージは、カテーテル周囲に高輝度のガイドワイヤーの像を認め、ガイドワイヤーの後方は無信号領域となります。血管構造は、可能であれば 3 層構造（内膜・中膜・外膜）が確認できます。高輝度領域である内膜と外膜に挟まれた低輝度領域が中膜となります。IVUS では解像度の関係で内膜は確認できず、内膜中膜複合体として観察されます。

OCT でも血管径の計測は可能です。中膜が観察できる場合、中膜の外縁と外縁を計測することで血管径を測定できます。また、OCT では「内膜の厚さが 300 μm 以下」の場合に正常冠動脈と判断します。

画像の比較

・代表的なプラーク所見

線維性プラーク *Fibrous plaque*	脂質性プラーク *Lipid plaque*	石灰化プラーク *Calcified plaque*

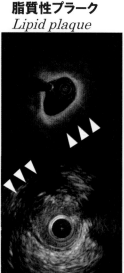
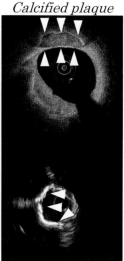

OCT

IVUS

代表的なプラークの所見を述べていきます。上段が OCT 画像、下段が IVUS 画像の比較です。観察しているものは同じ血管ではありません。

【線維性プラーク（fibrous plaque）】高輝度で減衰が少なく（low attenuation）、内部が均質（homogeneous）なのが特徴です。治療抵抗性を示すことは少なく、安定したプラークです。

【脂質性プラーク（fatty plaque）】表面は高輝度でその後ろは低輝度、減衰が多く（high attenuation）、内部は均質（homogeneous）で、辺縁が不整（diffuse shadowy edge）なのが特徴です。脂質性プラークは読んで字のごとく、脂質成分に富んだ成分や炎症細胞が多く含まれています。脂質プラークの塊りを「脂質コア」といい、この脂質コアが大きいほど不安定プラークとなります。表面の輝度の高い部分が線維性被膜と呼ばれ、この被膜が薄いものほど不安定プラークとなります。

【石灰化プラーク（calcified plaque）】低輝度で減衰が少なく（low attenuation）、内部は不均質（heterogeneous）で、辺縁が整（clear border）なのが特徴です。近赤外線は石灰化を透過するので石灰化の後ろまで信号が届き、塊りとして描出されます。これにより石灰化の厚みを計測できるのが OCT の大きな特徴です。しかし、大きすぎる石灰化や、石灰化の表面に血栓などの信号を減衰する組織がある場合は後ろがみえない場合もあるので注意が必要です。

TIPS

組織性状を判断する場合は、一断面で判断せず、前後の数フレームと併せて組織の連続性を確認することが重要です。

その他の主な画像所見

赤色血栓（白矢印）
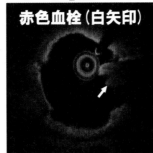

白色血栓（青矢印）
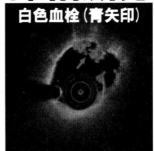

冠攣縮（白矢印）
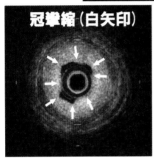

ステントストラット（白矢印）
新生内膜（緑矢印）
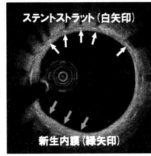

Neoatheroscrosis（白矢印）
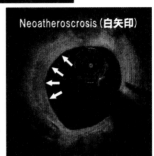

　その他の主な OCT での画像所見です。

【血栓（thrombus）】OCT では赤色血栓と白色血栓を判別することができます。赤色血栓の特徴は内腔に突出する高輝度な構造物で、信号の後方減衰を伴います。白色血栓の特徴は内腔に突出する高輝度な構造物で、信号が減衰しないものとなります。赤色血栓は赤血球が主体で、白色血栓は血小板が主体と言われています。

【冠攣縮（spasm）】内腔が腸管のひだのように壁不整を呈しているのが特徴です。また、冠拡張薬の投与で内腔が拡大することを確認できます。

【ステント（stent）】ステントストラットが金属のため高輝度に描出され、後方が無信号になるのが特徴です。

【新生内膜（neointima）】ステントストラットの表面に観察される組織です。新生内膜は輝度と均質性で評価します。輝度が高い（high）か低い（low）、組織の構造が均一（homogeneous）か不均一（heterogeneous）、層状（layered）の 3 分類となります。

【新生アテローム性動脈硬化（neoatherosclerosis）】180°以上脂質があり、線維性被膜も薄いのでステント内に TCFA がある状態です。脂質成分によりステントストラットが観察できないことが特徴です。Neoatherosclerosis は、新生内膜への脂質の蓄積、マクロファージの浸潤、微小血管の増勢などによって新生内膜に生じる動脈硬化性変化です。

WORD

[ISR (in stent restenosis)]
ステント内再狭窄。ステント内が新生内膜の増殖により狭窄を来している状態。

OCTにしかわからない画像①

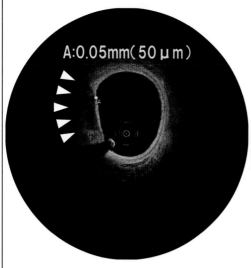

A:0.05mm（50μm）

- TCFA
  thin-cap fibroatheroma
  の略語

定義

65μm未満の薄い線維性被膜と
大きい脂質コアを有するプラーク

OCT にしかわからない所見の代表的なものとして、TCFA（thin-cap fibroatheroma）があります。定義は「65 μm 未満の薄い線維性被膜と大きい脂質コアを有するプラーク」となります。破れやすい薄い線維性被膜の後ろに大きい脂質プラークがあるため、被膜が破れてしまうと内部の脂質成分が流れ出し、血栓が増殖し急性冠症候群となることがあります。そのため TCFA は注意が必要な所見と言われています。

PCI の際にはバルーンなどによる刺激で線維性被膜が破れることにより、no-reflow や slow flow、遠位部塞栓の可能性を考慮します。末梢保護デバイスの使用や、ニトロプルシドナトリウムなどの冠拡張薬の準備などを検討します。

TCFA は不安定プラークの特徴の一つと言われ、IVUS での attenuation plaque の一部は OCT では TCFA として観察されます。

不安定プラークの特徴は「TCFA」「プラーク内新生血管」「ポジティブリモデリング」「まだらな石灰化」「マクロファージの集簇」といわれています[1] 薬剤による脂質低下療法により線維性被膜が厚くなり、プラークの安定化を確認することも OCT では可能です。

文献

1) Vancraeynest, D. et al. Imaging the vulnerable plaque. J Am Coll Cardiol. 57, 2011, 1961-79.

OCTにしかわからない画像②

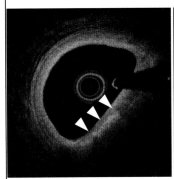 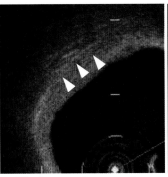 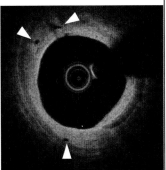

Macrophage
マクロファージの集簇

Cholesterol crystal
コレステロールクリスタル

Vasa vasorum
新生血管

OCTにしかわからない所見②です。これらの所見は不安定プラークに認められることが多い所見です。そのためこれらの所見が確認された部位は、プラークの進展や内腔狭窄を来しやすく、ステントエッジのランディングゾーンとすることは再狭窄の危険性を増大させる可能性があります。ステントエッジのランディングゾーンをしっかりと見極めることが大事です。

【マクロファージ（macrophage）】線維性被膜に沿った線状の高輝度域で、後方の信号減衰を示す領域として確認できるのが特徴です。マクロファージの浸潤は炎症反応を起こしている証拠であり、不安定プラークの特徴的所見の一つとなります。

【コレステロールクリスタル（cholesterol crystal）】線状の高輝度領域で、後方の信号減衰を示すのが特徴です。コレステロールクリスタルもプラークラプチャーに関与しているといわれています。

【新生血管（vasa vasorum）】プラーク内における低輝度で微小な管腔構造として検出され、内腔との交通がないことが特徴です。

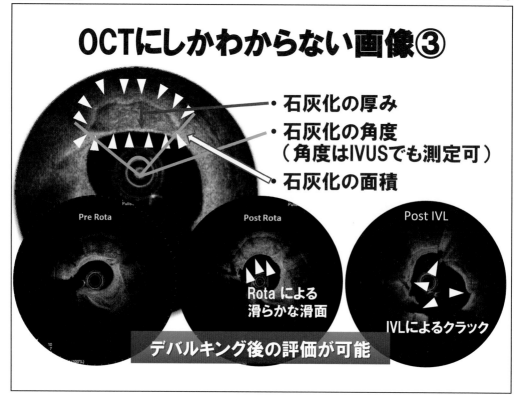

OCT は石灰化を評価しやすいです。石灰化の厚みや角度を評価して、デバルキングデバイスの必要性を検討します。石灰化の角度は IVUS でも測定可能ですが、厚みに関しては石灰化を透過する近赤外光を用いている OCT ならではの計測可能項目になります。OCT でのデバルキングデバイスの必要性に関する報告はたくさんありますが、一つの参考値として石灰化厚500μm というものがあります。500μm 以上であればデバルキングデバイスを用いて削り、500μm 未満であればスコアリングバルーンやノンコンバルーンでクラック（割れ目）の作成を目指すというものです。

また、石灰化の性状によっても治療戦略は変わってきます。全周性もしくはそれに近い潜在性石灰化であればショックウェーブやロータブレーターとスコアリングバルーンを用いてクラック（割れ目）を入れることが目標となります。石灰化結節を含む偏在性石灰化に対してはクラックを作ることが難しいため、ロータブレーターやダイアモンドバックを用いてのデバルキング（石灰化の除去、減少）が目標となります。

石灰化の性状を観察し、治療戦略をたて、治療に対する反応を観察・評価し治療戦略をたてていくことが重要です。

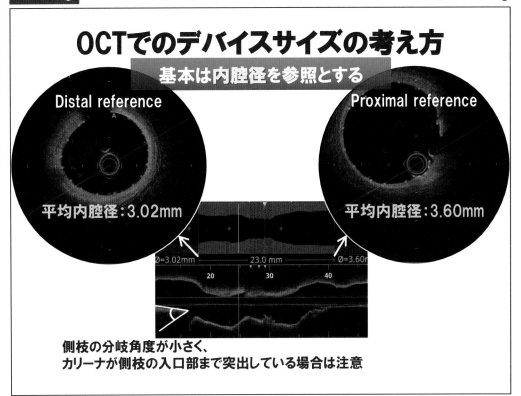

OCT でのデバイスサイズの判断は、内腔径を基本に考えます。Distal reference の平均内腔径を参考にデバイスサイズを検討し、Proximal reference の内腔径を加味してデバイスサイズを考えます。ステント留置部位を決める際は、病変部をカバーする長さでステントエッジが留置される部位の組織性状をしっかりと評価し、前述した脂質性プラークが多い部分や不安定プラークの特徴がある部位を避けるようにステント長を決定します。ステントサイズの選択方法は「distal reference site の平均内腔径＋ 0〜0.25 mm」「distal reference site の平均血管径－ 0〜0.25 mm」といった方法があります。自身の施設がどのような方法でステントサイズを決めているか、しっかりと理解しておきましょう。長軸方向に対する計測値の精度は pull back speed に依存します。Pull back speed が速いほうが心拍の影響が少なくなるため、正確な計測値となります。しかし pull back speed が速いと、画像のフレーム間隔が長くなるため、3D 画像構築の画質に影響します。具体的にはフレーム間隔が長くなる（pull back speed が速い）と、3D 画像を構築した場合に画像が粗くなります。3D 画像で評価したい場合は、評価したい部分のみを遅い pull back speed で評価するという方法も有効です。長軸像の分岐部を確認することで、ステント留置後のカリーナシフトによる側枝閉塞を予測することもできます。側枝の分岐角度が小さく、カリーナが側枝の入口部まで突出しているような場合は、側枝閉塞のリスクが高いです。また、分岐部に石灰化などの硬いプラークを認める場合もステントが側枝入口部側へ押しやられ、カリーナシフトによる側枝閉塞のリスクになります。

WORD

[カリーナ (carina)] 分岐部のことを指す。本幹と側枝の分岐部のことなどを表現する際に用いる。
[カリーナシフト] 分岐部をまたいでステントを留置した際に、本幹の血管壁の位置がステントによって移動し、形態変化を起こすことにより側枝狭窄・閉塞をきたすこと。

エンドポイントの評価

評価のポイントは
① ステントエッジの解離
② ステントの圧着具合
③ ステントの拡張

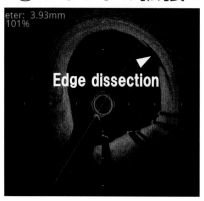

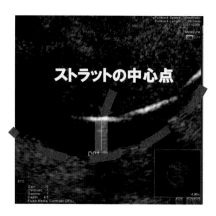

　OCT は血管内に留置されたステントのストラットを明瞭に描出できるため、ステント断面積を正確に測定することが可能です。OCT ではステントの計測値をもとに、バルーンによる後拡張の必要性を判断したり、最適なバルーン径や拡張圧を検討できます。また、IVUS に比べて、組織逸脱、血栓、冠動脈解離の検出精度も高いです。

　ステントエッジの解離は、内膜内に留まる程度の小さいもの（intimal dissection）であれば様子観察の判断ができますが、中膜までおよぶような場合（medial dissection）は追加手技を考慮します。

　ステントストラットの圧着の程度も定量的に評価できます。ステントストラットが圧着できていない状態（stent mal-apposition）を評価する際の計測のポイントは、ストラットの中点から垂直に内腔まで計測します。計測値が「ステントストラット厚＋ポリマー厚以上」の場合、mal-apposition ありと判断します。

　ステントの外側にガイドワイヤーがある状態（分枝に対して wire protection を行っている場合など）ではガイドワイヤーによりステントが血管壁に圧着することはありません。また、突出した石灰化や内腔面の凹凸によっても圧着させることができない場合があるため、組織性状を評価することが重要です。

　ステントの拡張具合も大事です。しっかりとステントサイズまで拡張しているか、正円に拡張しているかの評価が重要です。拡張不良があると再狭窄や血栓形成の可能性につながります。このような場合はバルーンによる追加拡張を考慮します。

LECTURE 4

デバイス

❶ balloon/STENT

演者：村田貴志

❷ DCA

演者：小林亮介

**❸ ローター/ダイアモンドバック/
ショックウェーブ**

演者：小林亮介

バルーンで拡張する理由

ステントを留置する前準備（Lesion preparation）が重要！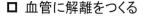

- ☐ 血管に解離をつくる
- ☐ 血管を伸ばす（押し広げる）
- ☐ プラークを押し潰す（引き伸ばす）

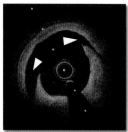

バルーン拡張により
形成された解離

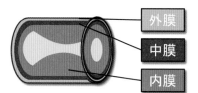

| 外膜 |
| 中膜 |
| 内膜 |

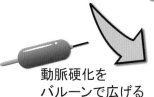

動脈硬化を
バルーンで広げる

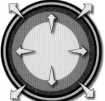

解離を
作る

血管を
伸ばす

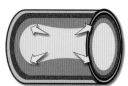

プラークを
潰す

　PCIでは多くの場合、狭窄部をバルーンで拡張する手技が行われます。これはステント留置やDCB（drug coated balloon/ 薬剤コーティングバルーン）拡張の前準備を目的としており lesion preparation（リージョンプレパレーション）と呼ばれます。では、動脈硬化によって狭くなった血管に対してどのような前準備をしているのでしょうか。

　一つは、動脈硬化を来した内膜に解離を作る作用です。これにより硬くなった内膜が広がりやすくなり、ステントを留置した際の拡張効果を十分に発揮することができます。この解離が前準備の中で最も効果的と言えます。

　次に、血管を押して引き伸ばす作用です。中膜はゴムのような平滑筋細胞と弾性線維でできています。これを内側から物理的に押し広げることで血管を拡張させます。ただしこの場合、伸びたゴムが再度縮むように血管が再度狭くなる「recoil（リコイル）」を生じることがあります。

　次に、プラーク自体を押し潰したり、引き伸ばしたりする作用です。軟らかいプラークであればある程度押し潰すことができるかもしれませんが、石灰化のような硬い病変の場合、あまり効果は期待できません。

　ステントが開発される以前のPCIはバルーンで拡張するだけの手技（POBA）でした。しかし、再狭窄や急性期の再閉塞が生じることが問題とされていました。

バルーンの種類

セミコンプライアンスバルーン（セミコン）

最初に使う事が多く、比較的軟らかい病変を拡張する時に使用する。

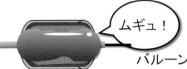 ムギュ！

硬い病変の場合  正常血管を損傷する危険性！

バルーンが大きくなることで病変を拡張する。
通過性を重視した構造。

ノンコンプライアンスバルーン（ノンコン）

石灰化などの硬い病変を拡張する時や、ステントを留置した後の拡張不良や圧着不良を改善するための仕上げのバルーンとして使用する。

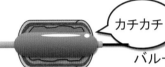 カチカチ！

硬い病変でも 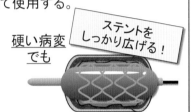 ステントをしっかり広げる！

バルーンが硬くなることで病変を拡張する。
拡張力を重視した構造。

　バルーンは大きく分けてセミコンプライアンスバルーンとノンコンプライアンスバルーンの2種類に分類されます。

　コンプライアンスとはバルーンの軟らかさ、伸縮性のことを言います。おもちゃ売り場などで見かける風船がありますね。これは非常に軟らかく空気を入れれば入れるほど伸びていきます。伸縮性の良い、コンプライアンスバルーンと言えます。

　PCI で最初に病変を拡張する際に使用されることが多いのがセミコンプライアンスバルーン（セミコン）です。コンプライアンスバルーンと比較してやや伸びにくく、比較的軟らかい病変の拡張に使用されます。セミコンはインデフレーターで圧力をかけると圧力に応じてバルーンを大きく膨らませ、病変部を拡張します。ただし、石灰化などの硬い病変では、石灰化のない部分（広がりやすい部分）が過拡張され血管損傷を来す危険性があるので注意が必要です。

　セミコンよりもさらに伸縮性が低いものがノンコンプライアンスバルーン（ノンコン）です。圧力に応じてバルーンが硬くなることで病変部を拡張します。セミコンでは不向きな硬い病変の拡張に使用されます。また、ステント留置後のステント拡張不良や圧着不良を改善する仕上げのバルーンとしても使用されます。

TIPS

バルーンの加圧は気圧（atm）で表記される。バルーンにはコンプライアンスチャートと呼ばれる表が付属しており、バルーンに圧力をかけたときに規定のサイズに膨らむ気圧を「NP（nominal pressure/ 推奨拡張圧）」、最大まで上げることができる気圧を「RBP（rated burst pressure/ 最大拡張圧）」と言う。術者はコンプライアンスチャートを参考にバルーンの拡張圧力を決めている。

バルーンの種類

モノレールタイプ（Monorail type）
ラピッドエクスチェンジタイプ（Rx：Rapid exchange type）

ガイドワイヤーを残したまま、バルーンの出し入れが簡単に交換できる

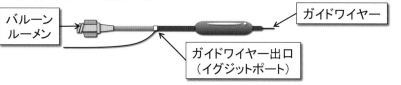

バルーン
ルーメン

ガイドワイヤー

ガイドワイヤー出口
（イグジットポート）

オーバーザワイヤータイプ（OTW：Over the wire type）

バルーンの出し入れには、ガイドワイヤーの延長や交換用カテーテルが必要

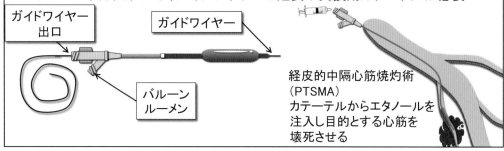

ガイドワイヤー
出口

ガイドワイヤー

バルーン
ルーメン

経皮的中隔心筋焼灼術
（PTSMA）
カテーテルからエタノールを
注入し目的とする心筋を
壊死させる

　バルーンは構造の違いでも 2 種類あります。1 つは「モノレールタイプ」で血管内治療では一般的に使用されています。先端から通したワイヤーがバルーンシャフトの途中（イグジットポート）から出てくる構造で、血管内にガイドワイヤーを残したままバルーンの出し入れが簡単に行えます。簡単に早くバルーンの交換ができることから「ラピッドエクスチェンジタイプ」とも呼ばれています。

　もう 1 つは「オーバーザワイヤータイプ」です。マイクロカテーテルのような管腔構造で、先端から通したガイドワイヤーはバルーンシャフトの後ろから出てきます。ガイドワイヤーを体内に残したままバルーンの出し入れを行うには、ガイドワイヤーを延長したり、ガイドワイヤーを押さえるための交換用カテーテルを使用したりする必要があります。

　オーバーザワイヤータイプは、下肢などの EVT（endovascular treatment/ 血管内治療）では多く使用されています。PCI では、CTO 症例でマイクロカテーテルと同じようにガイドワイヤーをサポートするために使用されることがあります。

　また、HOCM（hypertrophic obstructive cardiomyopathy/ 閉塞性肥大型心筋症）の治療で行われる PTSMA（percutaneous transluminal septal myocardial ablation/ 経皮的中隔心筋焼灼術）では、冠動脈にエタノールを注入するためのバルーンとして使用されます。

WORD

[HOCM] 肥大型心筋症のうち心筋肥大が左室大動脈弁下（左室流出路）にあって、流出路の狭窄を認めるもの。心筋が強く収縮すると閉塞が強まり、心不全状態が悪化するので心筋収縮力を弱める治療薬が必要となる。

[PTSMA] HOCM の治療方法の一つ。肥厚した心筋を灌流する冠動脈（SB）にバルーンカテーテルを挿入し、無水エタノールを注入する。これにより心筋を部分的に壊死させ菲薄化させる。

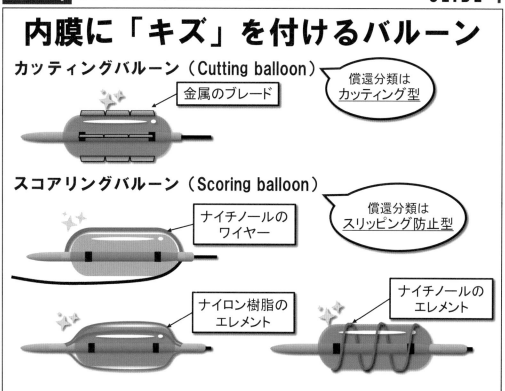

内膜に「キズ」を付けるバルーン

カッティングバルーン（Cutting balloon）
金属のブレード

償還分類は
カッティング型

スコアリングバルーン（Scoring balloon）
ナイチノールの
ワイヤー

償還分類は
スリッピング防止型

ナイロン樹脂の
エレメント

ナイチノールの
エレメント

　バルーン拡張では内膜に解離を入れることが効果的と話しましたが、ただやみくもに拡張すればよいわけではありません。特に石灰化プラークや厚い線維性プラークのような硬い動脈硬化病変に効果的な解離を形成するには、通常のバルーンでは困難なケースがあります。バルーンでの前拡張が十分でないままステントを留置した場合、ステントがしっかりと拡張できないステント拡張不良（under expansion）の状態になってしまいます。かと言って、無理にバルーンで広げようとすると、場合によっては必要のない場所に解離を生じたり、重篤な冠動脈穿孔や冠動脈破裂を生じたりする可能性があります。そのようなときに使用されるのがカッティングバルーン（cutting balloon）やスコアリングバルーン（scoring balloon）と呼ばれる特殊なバルーンです。

　カッティングバルーンは、バルーンの表面に金属のブレードが付属されており、文字通りプラークに切れ目を入れながら拡張します。

　スコアリングバルーンは、バルーンの表面にナイチノールのワイヤーやナイロン樹脂のエレメントなどが付属されています。病変部をバルーン拡張した際にバルーンがスリップしてしまう現象を防止するために開発されましたが、今日ではカッティングバルーンと同様に、プラークに「傷を付ける（scoring）」目的でも多く使用されています。

　ただし、これらの構造上、通常のバルーンと比較して血管（病変）の通過性が悪くなってしまう問題点があります。

カッティング・スコアリングの効果

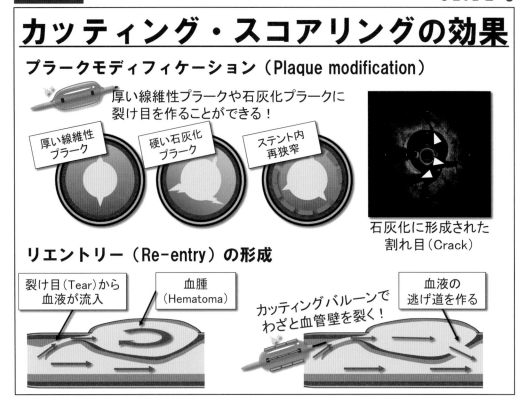

プラークモディフィケーション（Plaque modification）

厚い線維性プラークや石灰化プラークに裂け目を作ることができる！

厚い線維性プラーク

硬い石灰化プラーク

ステント内再狭窄

石灰化に形成された割れ目（Crack）

リエントリー（Re-entry）の形成

裂け目（Tear）から血液が流入

血腫（Hematoma）

カッティングバルーンでわざと血管壁を裂く！

血液の逃げ道を作る

　カッティングバルーンやスコアリングバルーンを使用する最大の目的は、プラークに切れ目や割れ目を入れ、形を変えることです。これをプラークモディフィケーション（plaque modification）と呼びます。これらのバルーンは、拡張したときにバルーン表面に付属されたブレードやワイヤーがプラークに突き刺さりながら広がることによって強い拡張力を得て、内膜に「きれいな（効果的な）解離」を形成することができます。

　通常のバルーンではあまり広がらない厚い線維性プラーク病変も、プラークに「裂け目（tear）」を入れることで、より大きく拡張できます。また、石灰化病変では石灰化部がある程度の厚さであれば、「割れ目（crack）」を入れることができます。このように適切なプラークモディフィケーションを行うことで、ステントを留置した際の拡張が良好になり、遠隔期のステント内再狭窄などのイベントを減らすことができます。

　また留置したステント内が、新生内膜の過度の増殖により再度狭くなるステント内再狭窄（in-stent restenosis：ISR）の場合にも、同様に、組織に裂け目を入れる目的で使用されることがあります

　そのほか、PCI中に冠動脈に大きな血腫（hematoma）が形成され、血管内腔が圧排されてしまうことがあります。重篤な場合、血流が著しく悪くなり、追加のステント留置が必要になることがあります。このような場合に応急処置として、血腫内の血流の逃げ道となるリエントリー（re-entry）を作る目的でカッティングバルーンを使用することがあります。

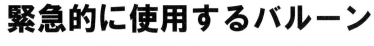

緊急的に使用するバルーン

パーフュージョンバルーン（Perfusion balloon）

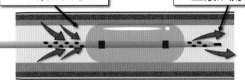

手前側から血液が入る

末梢側へ血液が流れる

末梢への血流が確保されるため、長時間のバルーン拡張でも虚血の症状が出にくい。

冠動脈穿孔の止血

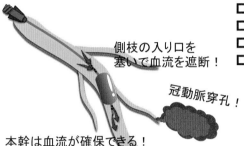

側枝の入り口を塞いで血流を遮断！

冠動脈穿孔！

本幹は血流が確保できる！

長時間のバルーン拡張のタイミング

☐ 冠動脈穿孔の止血
☐ 冠動脈破裂の止血
☐ 多量の血栓を押さえ込む
☐ ステント留置を避けたい

！緊急使用！

普段置いてある場所や特徴をみんなで周知しておくことが大切！

　冠動脈内でバルーンを拡張している間、当然、冠動脈の血流はバルーンによって堰き止められ、流れなくなります。このとき虚血に伴った心電図の ST 変化や胸痛の訴え、血圧低下などの症状が出現することがあります。

　特殊なバルーンの中に、パーフュージョンバルーン（perfusion balloon）と呼ばれるものがあります。このバルーンのシャフトには、血管を広げる風船よりも手前側に 16 個、先端側に 8 個の孔が開いています。バルーン拡張中でもこの孔を血液が流れることで、冠動脈の血流が確保される構造です。つまり、通常よりも長い時間バルーンを拡張する必要があるときでも症状が出現しにくくなります。では、どのようなときに使われるのでしょうか？

　一つは、冠動脈穿孔や冠動脈破裂を生じた場合です。穿孔を来した血管の中枢側や破裂を来した部位で、バルーンを長時間拡張することで止血を行います。穿孔や破裂は早急な処置が必要なため、普段からカテ室のどこにバルーンが保管してあるかチェックしておくことが大切です。

　また、AMI（acute myocardial infarction/ 急性心筋梗塞）などの症例で多量の血栓があるときに、血栓を押し潰すためにも使用されます。このときもバルーンを長時間拡張することでより効果的に血栓を押さえ込むことが期待できます。また、ISR（in-stent restenosis/ ステント内再狭窄）や HBR（high breeding risk/ 高出血リスク）患者のようなステントを留置したくない症例においても、バルーンの長時間拡張が有効なことがあります。

TIPS

パーフュージョンバルーンは目的の部位で拡張したあと、ガイドワイヤーをパーフュージョンマーカまで引き抜くことで、より多くの血流を得ることができる。それでも通常よりも少ない血流しか流れない。そのため長時間拡張した際には、徐々に ST 変化や胸部症状の訴えが出現する場合があるので注意が必要である。

薬を塗るバルーン

薬剤塗布バルーン（DCB：Drug-coated balloon）

バルーンの表面に抗がん剤がコーティングされている。

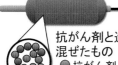
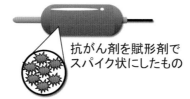

抗がん剤と造影剤を
混ぜたもの
● 抗がん剤
● 放出基盤の造影剤

抗がん剤を賦形剤で
スパイク状にしたもの

ステント内再狭窄（ISR）

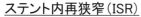
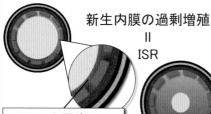

新生内膜の過剰増殖
＝
ISR

ステント留置後に
形成される新生内膜

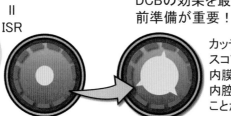

DCBは薬を塗ることが目的

DCBの効果を最大限に活かすには、
前準備が重要！

カッティングバルーンや
スコアリングバルーンで
内膜にキズを付けておくこと、
内腔をしっかり確保しておく
ことが大切

　PCIで使用する特殊なバルーンには、DCBと呼ばれるものがあります。このバルーンの表面には抗がん剤がコーティングされており、病変部で拡張することで薬剤が内膜に付着し組織に吸収されます。薬剤のコーティングは、放出期間を調整する基盤として粘調度の高い造影剤と混ぜて塗布されているものや、賦活剤と一緒に固めてスパイク状にして塗布されているものがあります。

　DCBはISR症例で使用されます。ステントを留置した後、血管内では異物である金属のステントを覆い被せるように肉芽組織の新生内膜が形成されます。ISRは、この新生内膜が過度に増殖した結果、内腔が狭くなることで生じます。DCBは新生内膜に抗がん剤を塗布することで、組織の再増殖を抑制します。

　また近年では新規の動脈硬化病変において、ステントを留置せずに治療を終えるstent-less PCIにもDCBが活躍しています。ステントを留置すると、ST（stent thrombosis/ステント血栓症）を予防するためにDAPT（ダプト：dual antiplatelet therapy/抗血小板薬2剤併用療法）を一定期間行う必要があります。しかし、ステントを留置せずDCBの拡張で手技を終了することで、DAPT期間の短縮が期待されています。

　DCBによる治療を行う際は薬剤の効果を最大限に発揮するために、前準備としてカッティングバルーンやスコアリングバルーンにより内膜にキズをつけておくことや、しっかりと内腔を確保しておくことが大切です。

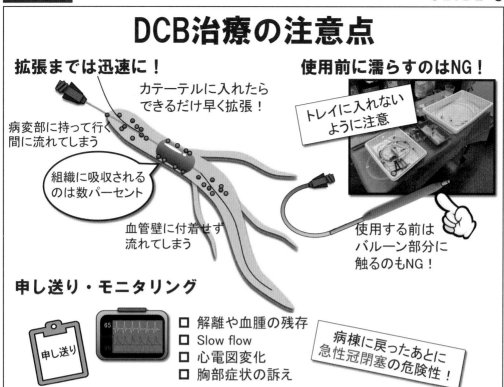

コーティングされている薬剤は、ガイディングカテーテルに挿入した瞬間から溶け出します。そのため、病変部までデリバリーして拡張するまでの手技を迅速に行う必要があります。また、使用する前にバルーンを濡らしたり、触ったりすることは NG です。

DCB での拡張は、内膜にしっかりと薬剤を塗布するために拡張時間を通常よりも長くする場合があります。そのため心電図や患者のモニタリングに注意が必要です。

DCB の前準備には、病変部をスムーズに通過させるために内腔をある程度拡げることも大切です。解離を作ることも重要と述べましたが、冠動脈の血流が悪くなるような大きな解離や血腫が生じてしまった場合は、ステント留置を考慮する必要があります。

また、小さな解離や血腫であったとしても、手技が終わった後に徐々に解離が拡大し、急性冠閉塞を来す危険性もあります。そのため、治療内容の申し送りや病室に帰った後の患者の訴え、モニタリングに注意が必要です。

そのほか、DCB で治療を行った冠動脈の流れが一時的に悪くなる（slow flow）症例をときどき経験します。はっきりとした原因はわかっていませんが、塗布された薬剤や放出基盤が末梢に流れてしまうことによって生じている可能性があります。虚血に伴う ST 変化が遷延することがあるため、この場合も申し送りやモニタリングをしっかりと行うことが重要です。

ステント

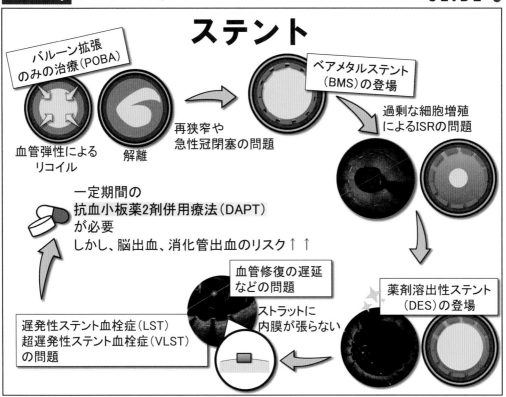

バルーン拡張だけの治療（POBA）では血管の弾性によるリコイル（recoil）や解離などによる ISR、急性冠閉塞が問題となっていました。これらを解決するために BMS（bare metal stent）が開発されました。しかし BMS においても、留置した後にステントを覆う新生内膜が過剰に増殖することによる ISR が 15～30% に生じていました。その後 DES（デス：drug eluting stent/ 薬剤溶出ステント）が開発され、ISR の発生率は 5～10% 程度と大きく減少しました。DES は、ステント表面に塗布された免疫抑制薬が血管内に溶出されることで細胞の過剰増殖を抑制し、ISR を予防します。初期の DES では、ISR を大幅に減少させることができましたが、血管修復の遅延（delayed healing）やステントにコーティングされているポリマーによる過敏反応、炎症反応が原因で生じる LST（late stent thrombosis）や VLST（very late stent thrombosis）が問題となり、一定期間の DAPT が必要となりました。DAPT 導入後はステント血栓症を減らすことはできましたが、脳出血や消化管出血などの合併症の発生率が上昇しました。国内のガイドラインでは、DES 留置後の DAPT 期間を ACS では 3～12ヵ月、安定狭心症では 1～3ヵ月が推奨されています。また、OAC（オアック：oral anticoagulants/ 経口抗凝固薬）の内服の有無や分岐部病変、びまん性病変などの高血栓リスク症例も DAPT 期間を調整する指標の一つです。ただし、HBR 患者においては早期に SAPT（サプト：single antiplatelet therapy/ 抗血小板薬単剤療法）への切り替えが推奨されています [1]。

TIPS　ST はステント留置から発症までの時期により分類される
・24 時間以内の発症：AT（急性ステント血栓症）・24 時間～30 日の発症：SAT（亜急性ステント血栓症）
・30 日～1 年の発症：LST（遅発性ステント血栓症）・1 年以降の発症：VLST（超遅発性ステント血栓症）
（AT と SAT をまとめて EST〈early stent thrombosis〉と表記されることもある）

文献
1）　日本循環器学会. 安定冠動脈疾患の血行再建ガイドライン（2018 年改訂版）. https://www.j-circ.or.jp/cms/wp-content/uploads/2018/09/JCS2018_nakamura_yaku.pdf.（2024 年 4 月閲覧）

ステント留置後の注意点

急性ステント血栓症（AT）
亜急性ステント血栓症（SAT）
の要因

- ☐ PCI前後のDAPT内服の有無
- ☐ PCI中のヘパリン投与の有無
- ☐ 適正なACT管理（250〜400s）
- ☐ 解離の残存、圧着不良など手技的要因

遅発性ステント血栓症（LST）
超遅発性ステント血栓症（VLST）
の要因

- ☐ 内服のコンプライアンス
- ☐ DAPT中断後の再開忘れ
- ☐ 糖尿病、透析患者などの患者背景
- ☐ 喫煙などの生活習慣

側枝閉塞・冠動脈穿孔

術者が気付いていないかも

閉塞

穿孔

術後のモニタリング、
患者の訴えを見逃さない！

ステント内新規の動脈硬化病変
（Neoatherosclerosis）

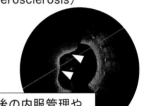

PCI後の内服管理や
生活指導も大切

PCIにおけるステント留置はさまざまな合併症に注意が必要です。急性期では、ステント留置後24時間以内に発症するATに伴う急性閉塞の可能性があります。ATの多くはステントの圧着不良や冠動脈解離の残存など手技による要因ですが、術前からのDAPTのローディング（負荷投与）忘れや術後のDAPT内服忘れなども要因になるため、内服の管理は非常に重要です。また、術中のヘパリン投与、ACT（activated coagulation time/ 活性化凝固時間）の測定、適正な管理（250〜400秒）も同様に重要です。そのほか、分岐部のステント留置では、プラークが側枝側に移動すること（plaque shift）による側枝閉塞や、ガイドワイヤーによる冠動脈穿孔（perforation）も考えられます。PCI中に術者が見逃している可能性もあるため、周りのスタッフも注意を怠らないようにすることが大切です。また、病室へ戻ったあとの胸痛はこれらの合併症による急性閉塞や心タンポナーデが考えられるため、心電図やバイタルサインの測定が重要です。慢性期においてもSTは重大な合併症です。例えば、外科的手術のときにはDAPTは一時的に中断しますが、その後の再開忘れでもLSTやVLSTの発症の可能性があります。また、ステントの内皮化が遷延することだけでなく、DES留置後のステント内の新規の動脈硬化病変（neoatherosclerosis）も原因と考えられています[1]。ステントを留置して治療が終わるわけではなく、その後の抗血小板薬や脂質異常症治療薬の内服管理、普段の生活習慣の指導も重要です。

TIPS

新しいステントでは、血管内に留置したあとに徐々に吸収されてなくなるBVS（bioresorbable vascular scaffold/ 生体吸収性スキャフォールド）が、DAPT期間の短縮やISRの減少に期待されて研究・開発された。しかし血栓症が問題となり、現在も開発が進行中である。

文献

1) 日本循環器学会．安定冠動脈疾患の血行再建ガイドライン（2018年改訂版）．https://www.j-circ.or.jp/cms/wp-content/uploads/2018/09/JCS2018_nakamura_yaku.pdf.（2024年4月閲覧）

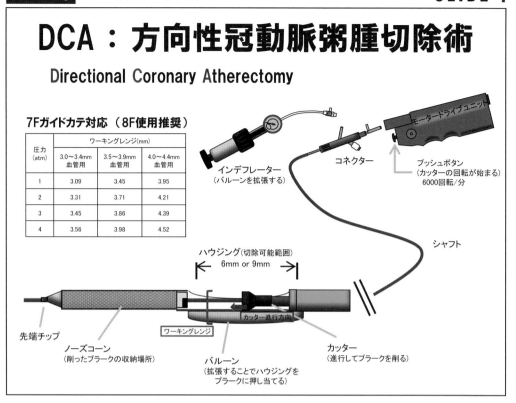

DCA：方向性冠動脈粥腫切除術
Directional Coronary Atherectomy

7Fガイドカテ対応（8F使用推奨）

圧力 (atm)	ワーキングレンジ(mm)		
	3.0～3.4mm 血管用	3.5～3.9mm 血管用	4.0～4.4mm 血管用
1	3.09	3.45	3.95
2	3.31	3.71	4.21
3	3.45	3.86	4.39
4	3.56	3.98	4.52

インデフレーター（バルーンを拡張する）
コネクター
モータードライブユニット
プッシュボタン（カッターの回転が始まる）6000回転/分
シャフト
ハウジング（切除可能範囲）6mm or 9mm
カッター進行方向
ワーキングレンジ
先端チップ
ノーズコーン（削ったプラークの収納場所）
バルーン（拡張することでハウジングをプラークに押し当てる）
カッター（進行してプラークを削る）

　DCA（directional coronary atherectomy）は方向性冠動脈粥腫切除術といい、専用のカテーテルを用いて冠動脈内のプラークを一方向ずつ切除し取り除くことができるデバイスです。7フレンチのガイディングカテーテルで対応可能ですが、バックアップ力や造影効果の点から8フレンチ使用が推奨されます。デバイスが大きく挿入するときは虚血が起こりやすいため、心電図や血圧の変化、胸痛にはいつも以上に注意が必要です。標的病変においてハウジングをプラークに向け、インデフレーターにより加圧することでバルーンが偏心性に拡張し、ハウジング内にプラークを押し付けます。その状態でモータードライブユニットを作動してカッターの回転を開始し、前へ押し進め切除していきます。切除したプラークはノーズコーンに収納され、最終的に体外に取り出すことができます。バルーンにはサイズが3種類あり、各サイズのワーキングレンジを把握しておく必要があります。DCAは分岐部病変や入口部病変で有用であり、高度石灰化がなく切除可能な病変に使用できます。特に分岐部病変ではステント留置前に施行することで、側枝へのプラークシフトやカリーナシフトを予防するため最も良い適応と考えられています。また抗血小板薬の使用に問題がある患者、若年者、金属アレルギーを有する患者には、ステント留置を行わずDCAのみで手技を終了する治療戦略も考慮します。DCAの使用を控えるべき病変は高度屈曲した病変であり、デバイス挿入や切除方向の理解と操作が困難となるため合併症の危険性が高くなります。また、IVUSから不安定プラークや血栓の存在が疑われる病変においても、末梢塞栓の危険性が高くなるため使用は控えます。

WORD
[プラークシフト] 本幹に対するバルーン拡張やステント留置により、やわらかいプラークが側枝入口部へ移動すること。側枝入口部狭小化や閉塞の原因となる。
[カリーナシフト] もともと存在する分岐部の形態が、ステントを留置することにより変化すること。側枝入口部狭小化の原因となる。

DCAではここに注意

デバイスの特性上
重篤な合併症が存在する

▶ **正しい方向を削るために**

① 正確なプラーク分布の把握

② IVUS画像とアンギオ画像の方向を同期
（ブランチ法・バイアス法）

③ ハウジングの向きを声に出しながら共有

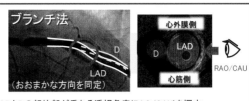

ブランチ法
（おおまかな方向を同定）
LADとDの起始部が重なる透視角度(RAO/CAU)を探す
心外膜側と心筋側の上下を合わせLADとDが一直線となる方向を探す

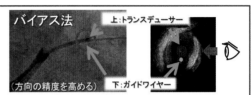

バイアス法
（方向の精度を高める）
上：トランスデューサー
下：ガイドワイヤー
IVUSトランスデューサーとガイドワイヤーの位置関係を確認
2点の上下関係や重なりを末梢から手前まで確認し角度補正

✓ **スタッフ全員で理解し情報提供する**

✓ **血行動態に注意し合併症に対応できる体制を整えておく**

　DCA はデバイスの特性上、重篤な合併症が存在します。合併症を回避するためには血管の長軸と短軸方向におけるプラーク分布を把握し、正確な方向に切除することが重要です。そのためには IVUS 画像とアンギオ画像を同期させ、IVUS 画像で確認した標的プラークがアンギオ画像でどの方向にあるか把握する必要があります。同期するための代表的な方法に、ブランチ法とバイアス法があります。ブランチ法は、IVUS における冠動脈のオリエンテーションを理解しておくことが必要です。DCA の施行で最も多い LAD 近位部病変の場合、まずアンギオ画像から、病変が長く見え、左前下行枝と対角枝の入口が重なる透視角度（RAO/CAU）を探します。次に IVUS 画像上で心外膜側と心筋側の上下方向を合わせ、左前下行枝と対角枝が一直線になるような方向を探せば、RAO/CAU は IVUS のおおよそ 3 時方向から見ていることになります。しかしブランチ法だけでは不十分のため、バイアス法を使って方向を同定させる必要があります。IVUS トランスデューサーとガイドワイヤーの位置関係をアンギオ画像と IVUS 画像で確認し角度補正します。同期方法はその他にも IVUS トランスデューサーと血管内腔の位置関係を利用する方法や、ガイドワイヤー先端チップの曲がり方向を利用する方法などがあり、複数の方法を用いて精度を高めることが大切です。同期ができたら標的プラークの方向を施行医と共通認識し、交差する透視角度の併用によりハウジングの向きを判断し切除を開始します。残存プラーク面積から追加切除を決めるため、IVUS で病変部の計測を行います。切除方向やエンドポイントを誤ると、健常な血管壁を削り冠動脈破裂が生じたり、中膜まで削ることで瘤化してしまったりすることがあります。

　このような重篤な合併症を予防し安全性を高めるためには、スタッフ全員が DCA を理解して、さまざまな情報を声に出して共有することが大切です。

石灰化に対する治療デバイス

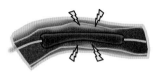

> 硬い病変にはステントを十分に広げるための
> 前処置が必要

➤ **石灰化組織を削るデバイス**

ロータブレーター

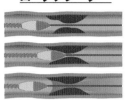

ダイアモンドバック

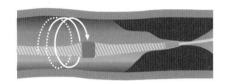

（**目的**）

切削して石灰化組織を薄くし
血管のコンプライアンスを変化させる

Lesion Modification

切削することで内腔拡大を得る

Debulking

　冠動脈カテーテル治療において、ステント留置前処置は非常に重要です。十分に広がる見込みのない硬い病変にステントを留置しても、拡張不十分となり良好な治療成績を得られないことがあります。硬い病変というのは、動脈硬化が石灰化している病変のことです。前処置で石灰化組織を十分に広げる必要がありますが、厚さや角度、長さなどによっては、さまざまな種類のバルーンを使用しても、広げることが難しかったり健常部が過伸展したりして、血管損傷を引き起こす場合があります。このようにバルーンでの有効な拡張や通過すら困難な場合に対しては、石灰化を削る治療を行います。現在日本で承認されている石灰化切削が可能なデバイスには、ロータブレーターとダイアモンドバックがあります。ロータブレーターは人工ダイアモンド粒子でコーティングされた、「バー」と呼ばれる先端のドリルが14〜19万/分の高速回転により石灰化組織を摩擦切削するデバイスです。柔らかい組織は弾力によりバーから離れ、硬い組織のみ当たって削れる特性があり、切削物は赤血球より小さい粒子となって末梢に流れ去ります。しかし切削量が多いと末梢塞栓を起こすことがあるため、心電図変化や血圧低下には注意が必要です。ダイアモンドバックは偏心性構造で、ダイアモンドコーティングされた「クラウン」と呼ばれる部分が先端にあり、8万/分もしくは12万/分の回転により遠心力が発生し、石灰化組織を切削できるデバイスです。12万/分の高速回転に設定しアドバンサーをゆっくり動かすこと、また病変を何度も通過させることで回転軌道が大きくなり、より内腔を得ることができます。

　これらのデバイスが目的とするのは、硬いプラークを切削し血管のコンプライアンスを変化させ（lesion modification）ステントが十分に広がる前処置を行うこと、切削することで内腔拡大を得ること（debulking）です。ただし、血栓性の病変や心機能が大きく低下しているような患者には原則禁忌です。

石灰化切削デバイスの構成

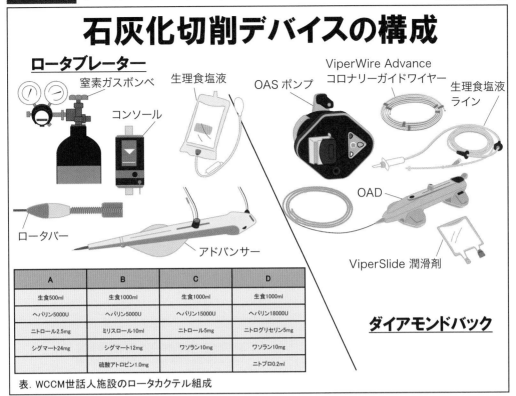

ロータブレーター

窒素ガスボンベ　生理食塩液　OASポンプ　ViperWire Advance コロナリーガイドワイヤー　生理食塩液ライン

コンソール

ロータバー　アドバンサー　OAD

ViperSlide 潤滑剤

ダイアモンドバック

A	B	C	D
生食500ml	生食1000ml	生食1000ml	生食1000ml
ヘパリン5000U	ヘパリン5000U	ヘパリン15000U	ヘパリン18000U
ニトロール2.5mg	ミリスロール10ml	ニトロール5mg	ニトログリセリン5mg
シグマート24mg	シグマート12mg	ワソラン10mg	ワソラン10mg
	硫酸アトロピン1.0mg		ニトプロ0.2ml

表. WCCM世話人施設のロータカクテル組成

　ロータブレーターの構成を示します。ロータバーは 1.25〜2.25 mm まで 6 種類あり、最小ガイディングカテーテル径 1.75 mm 以下は 6 フレンチ、2.0 mm は 7 フレンチ、2.15 mm 以上は 8 フレンチで、使用したいバーサイズに対応するシースとガイディングカテーテルを選定します。専用ワイヤーは 2 種類あり、血管形状や石灰化組織の分布から使い分けします。バーがワイヤーより遠位部へ進まないよう先端のみ太い構造になっていて、ストッパーの役割も担っています。駆動源は駆動用圧縮窒素でタービン式となっていることで高速回転を生み出しており、窒素ガスボンベを使用する場合は残量を確認しておく必要があります。施行中は、加圧バックを使用することでロータカクテルと呼ばれる液体が安定してロータブレーターの先端から流れており、コントロールノブの動きをスムーズにしたり切削時に発生する摩擦熱を冷却したりします。カクテルの組成は施設によって工夫されており、生理食塩液に抗凝固薬や硝酸薬を混ぜている施設が多いようです。切削中はローターの回転数も大切な情報で、石灰化組織にバーが当たると回転数は低下するため、その回転数の変動で効果的な切削が行えているのかがわかります。また切削片の大きさの目安にもなります。回転数が大幅に低下した場合は冠血流が悪くなることがあるため、胸痛、心拍数、血圧、心電図変化の回復を待つことが重要です。

　次にダイアモンドバックの構成についてです。設備は電気のみで使用でき、クラウンサイズは 1.25 mm の 1 種類のみで最小ガイディングカテーテル径は 6 フレンチとなっています。専用の潤滑剤は原材料に大豆や卵黄由来の成分が含まれているため、アレルギーを持つ患者には使用できません。症例前に確認しておく必要があります。切削中は潤滑剤が添加された生理食塩液が持続的に流れ、摩擦低減と熱損傷を最小限に抑えています。切削時間は連続 30 秒を超えないよう、25 秒に達すると警告音が鳴るようになっています。

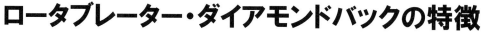

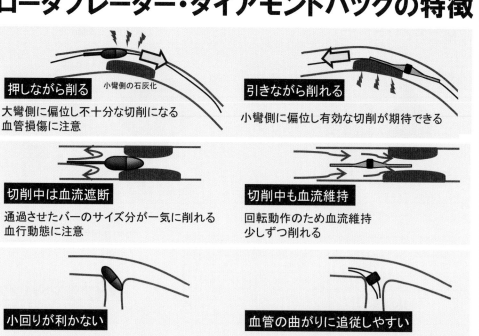

ロータブレーターとダイアモンドバックはいずれもガイドワイヤーに乗っているため、切削部位を予測するにはイメージングデバイスやアンギオ画像の観察によりガイドワイヤーバイアスを意識することが必要です。ワイヤーが健常側に接している場合には、血管損傷の危険があるため注意が必要です。

構造上の特徴として、ロータブレーターは前方のみダイアモンドコーティングされているためバーサイズ分でワイヤー上を進行方向に削れていきます。一方、ダイアモンドバックは側面がダイアモンドコーティングされており、軌道回転することでクラウンサイズよりも大きく削ることができます。また進行方向だけではなく後方向に引きながら削ることも可能です。基本的に蛇行血管において、ワイヤーは押すとより大彎側、引くと小彎側に偏位していきます。そのため押して通過させるロータブレーターは外側を通過しやすくなります。一方、引いても使用できるダイアモンドバックでは内側を切削することが可能です。小彎側に標的となる石灰化組織があり、ロータブレーターでは有効な切削が期待できない場合には、ダイアモンドバックを使用する選択肢もあるため、準備しておきましょう。ガイドワイヤーバイアスは切削することでさらに偏位すること、ダイアモンドバックは軌道回転のため意図しない場所が削れることもあるため、イメージングデバイスにより安全な切削が行えているかを常に観察することが重要です。

ロータブレーターは切削力が高く一気に削ることができますが、切削中は血流が遮断されるため心電図変化に注意が必要です。ダイアモンドバックは軌道回転のため、順行性血流を維持しやすくなります。また少しずつ削れていくことや、クラウンの構造上硬い部分が短く小回りが利くため、血管の曲がりに追従しやすく、血管損傷のリスクを抑えながら末梢や小血管に対しても使用できます。

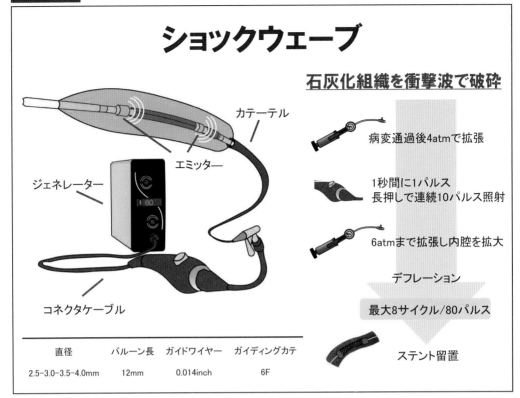

　高度石灰化病変に対する治療デバイスには、lesion modification と debulking を目的とするロータブレーター、ダイアモンドバック以外にも、バルーンの拡張とバルーン内部から発する衝撃波により石灰化組織を破砕することで拡張を可能にするショックウェーブがあります。

　ショックウェーブは、ジェネレーター、コネクターケーブル、カテーテルで構成されており、使用時はコネクターケーブルの手元端はジェネレーターに接続し、先端は滅菌ドレープに挿入し、術野側でカテーテルと接続すればセットアップ完了となります。カテーテルは 6 フレンチ対応であり専用ワイヤーに交換する必要はなく、使用中の 0.014 インチのガイドワイヤーのまま手技が行えます。バルーンにはエミッターと呼ばれる衝撃波を発生する部分が 2 箇所あり、有効長は 12 mm でサイズは 2.5 mm から 4.0 mm まで 4 種類あります。

　破砕方法は、デバイスを石灰化病変に通過後 4atm で拡張し、バルーンを病変部に密着させパルス照射を行います。1 秒間に 1 パルス、連続 10 パルス照射して 10 秒間のインターバルに入ります。インターバル中にバルーンを 6atm まで拡張し、内腔を拡大した後デフレーションします。これを最大 8 サイクル、80 パルス行うことができます。衝撃波は軟らかい組織には影響を及ぼさず、中膜と内膜の両方の石灰化を選択的に破砕することができます。

　施行中は照射パルスにより心電図にノイズが入ります。心筋が捕捉されることもありますが、パルス on T になって致死性不整脈を引き起こすことはないと考えられています。バルーンによる血流遮断や心筋捕捉の影響による血行動態の変化には注意が必要であり、デフレーション後には胸痛、血圧、心電図変化の回復を待って次のサイクルに移行します。また衝撃波を生成する際には気泡が発生し、バルーン内に残留してしまいます。この気泡は衝撃波を減弱させるため、次の治療の前に陰圧をかけて気泡抜きを十分に行う必要があります。

ショックウェーブの適応と特徴

適応病変

✓ 血管内イメージングで高度石灰化病変

　　IVUS　石灰化スコア≧3ポイント

　　OCT/OFDI　石灰化スコア≧3ポイント

✓ ショックウェーブバルーン通過

IVUSに基づく石灰化スコア		
最大石灰化角度＞270° かつ石灰化長≧5mm以上	Yes	1ポイント
全周性(360°)の石灰化	Yes	1ポイント
石灰化Nodule	Yes	1ポイント
最大石灰化部位の 血管径＜3.5mm	Yes	1ポイント

文献1より

OCT/OFDIに基づく石灰化スコア		
最大石灰化角度(°)	＞180°	2ポイント
最大石灰化厚(mm)	＞0.5mm	1ポイント
石灰化長(mm)	＞5mm	1ポイント

文献2より

特徴

切削を行わない　　低圧で拡張

⇨　従来の石灰化切削デバイスが使用しにくい病変/患者にも期待

　　末梢塞栓や血管損傷などのリスクを抑える

　ショックウェーブのアルゴリズムに基づいた適応は、血管内イメージングデバイスで病変を評価し、石灰化スコアが3点以上、加えてショックウェーブバルーンが通過する病変になります。非適応病変は、血管内イメージングデバイスが不通過、石灰化スコアが3点に満たない、ショックウェーブバルーンが不通過の場合となります。

　デバイスの特徴は、石灰化組織の切削を行わず、低圧でのバルーン拡張で割を作り病変を広げることができるという点になります。そのため切削により生じる末梢塞栓の危険性を回避できます。また、通常バルーンで石灰化組織に割を作るために必要な高圧拡張が不要となるため、血管穿孔や前後血管に対する損傷の危険性も低くなります。さらに従来のデバイスとは異なり、切削が不十分になりやすい大きな径の病変でも、血管径に合ったショックウェーブバルーンを選択することで石灰化の処理が可能となることや、切削箇所や量がワイヤーバイアスに左右されないこと、深在性石灰化病変であっても破砕することが可能になるといった利点があります。

　このような理由から、ロータブレーターやダイアモンドバックで有効な治療が困難と思われた病変や、低心機能、血行動態が不安定になりやすい患者にも、合併症を抑え安全で有効な治療が行えると期待されています。

文献
[IVUS に基づく石灰化スコア]
1) Zhang, M. et al. Intravascular Ultrasound–Derived Calcium Score to Predict Stent Expansion in Severely Calcified Lesions. Circ Cardiovasc Interv. 14, 2021, e010296.
[OCT/OFDI に基づく石灰化スコア]
2) Fujino, A. et al. A new optical coherence tomography-based calcium scoring system to predict stent under-expansion. EuroIntervention. 13, 2018, e2182-9.

LECTURE 5

急変対応

心タンポナーデ

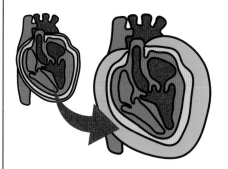

血行動態への影響

心臓が圧迫されポンプ機能が低下
↓
心拍出量、静脈還流の低下
↓
血圧・脈圧の低下、中心静脈圧の上昇
↓
ショック

心嚢液貯留のサイン

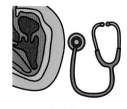

心音微弱　　　　　　　奇脈　　　　　　　　QRS波増減

　心臓は通常、心臓が拡張することで血液をとり込み、そのとり込んだ血液を心臓が収縮することで全身に送り出します。この動作の繰り返しによって循環動態は保たれています。しかし心臓の外側、つまり心膜腔内になんらかの原因で血液が貯留すると心臓は外側から圧迫され、正常に拡張することができなくなってしまいます。すると、心臓内に十分な量の血液をとり込むことができないため、収縮時に血液を送り出すことができなくなってしまいます。このように、心臓の正常な動作が損なわれた状態を心タンポナーデと呼びます。心タンポナーデの原因としては、急性心外膜炎、悪性腫瘍、外傷、心筋梗塞や大動脈解離、心臓カテーテル検査・治療や外科手術などの合併症等があげられます。主な症状は血圧・脈圧の低下、頸静脈怒張、心音の減弱（Beck の三徴）、頻脈、奇脈（吸気時の収縮期血圧低下が顕著となり、10 mmHg以上低下する状態）など心膜腔圧の上昇により、1 回拍出量の低下と右房圧・中心静脈圧の上昇を反映した身体所見が認められ、進行するとショック状態に陥ります。では、どの程度心嚢液が貯留すると心タンポナーデになるのでしょうか。心膜腔内には 30 mL 程度の生理的心嚢液が貯留しているといわれています。心膜腔内に急速に血液が貯留する場合には、比較的少量であったとしてもショック状態に陥ります。一方で、多量の心嚢液を認めたとしても、貯留速度が穏やかな場合には循環動態が破綻しないケースもあります。このように、心嚢液の貯留速度は心タンポナーデの重要な因子であるといわれています。検査所見としては、心エコーでは心嚢液貯留、胸部 X 線では心陰影の拡大があります。大量の心嚢液が貯留している場合には、心電図では QRS の振幅が 1〜数心拍ごとに増加したり減少したりする電気的交互脈が認められることがあります。心嚢液が多量に貯留し、心臓の拡張機能が阻害されている場合には、胸骨圧迫を行ったとしても十分な効果が得られません。そのため心嚢ドレナージによる迅速な対処が必要となります。

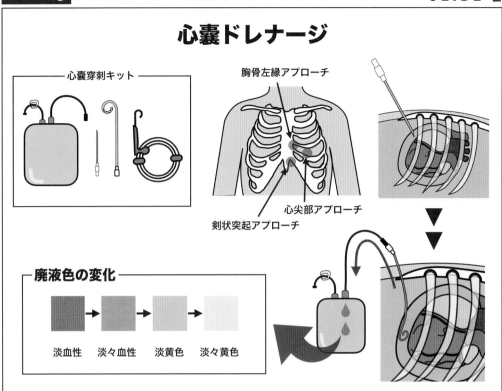

心囊ドレナージ

心囊穿刺キット

胸骨左縁アプローチ

心尖部アプローチ

剣状突起アプローチ

廃液色の変化

淡血性　淡々血性　淡黄色　淡々黄色

　心囊ドレナージを行うには穿刺針、ドレナージカテーテル、ガイドワイヤー、排液バッグ等の物品が必要となります。これら必要物品をキット化している製品を採用している施設が多いと思いますが、製品によって多少内容物に違いがあるので、緊急時に備え、自身の施設のキット内容および使用方法を把握しておく必要があります。心囊ドレナージは、可能な限りカテ室で透視下にて行います。皮膚穿刺部位から心囊までエコー下で確認しながら、安全に到達できる経路を選択することが重要です。一般的には、剣状突起下の若干左側寄りからアプローチすることが多く、他にも心尖部外方や左胸骨縁第4肋間から施行されることもあります。しかしながら安全に穿刺できない場合は、外科的な心囊ドレナージが選択される場合もあります。穿刺後は、引けてくる血液の色に注意が必要です。新鮮血液を認めた場合には、穿刺針が血管や心臓を貫いていることを疑う必要があります。また、ガイドワイヤーやドレナージカテーテルも透視下で、確実に心囊内に入っていることを確認しながら挿入します。ドレーンカテーテル留置後はカテーテルを排液バッグと接続し、ドレーンを開始します。心タンポナーデの時には速やかに心臓の圧迫を解除する必要があるため、ドレーンカテーテルにシリンジを装着するなどして急速排液を行います。ドレーン開始後は、心囊液の排液量・性状・色を確認します。順調に経過した場合、排液の性状はサラサラで、色は淡血性→淡々血性→淡黄色→淡々黄色と変化します。持続吸引時、排液量が2 mL/kg/h、3時間以上持続する場合は、開胸止血術に移行しなければならない可能性があるため、ドレーン開始後の観察も重要となります。心タンポナーデの状態では循環動態が不安定なことから昇圧剤が投与されていることが多いですが、ドレナージにより心臓の圧迫が解除されると急速に血圧上昇がみられるので、ドレナージ開始後の薬剤投与量にも注意が必要です。また、いずれの心タンポナーデも何らかの原因となる病気に付随して発症しているため、心囊穿刺と併せて、その原因となる病気の特定や治療も重要です。

心カテ室での呼吸管理

◆ カテ室では、心肺停止や過鎮静により呼吸管理が必要となる
　場合がある

バッグ・バルブ・マスクによる人工呼吸

1. 患者の鼻・口をマスクで覆い、ECクランプ法でマスクを密着させる
2. 頭部後屈あご先挙上法、もしくは下顎挙上法で気道確保を行う
3. 軽く胸が上がる程度、1秒かけて換気を行う
4. 胸骨圧迫をしていれば圧迫30回に対し換気を2回、脈があり胸骨
　圧迫が不要な場合は6秒に1回換気を行う
注意：過換気を避ける

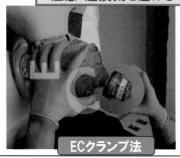

ECクランプ法

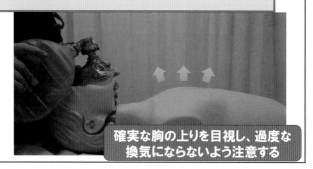

確実な胸の上りを目視し、過度な
換気にならないよう注意する

　カテ室では、心肺停止や過鎮静により呼吸管理が必要となる場合があります。患者の呼吸がない場合、もしくは有効な呼吸ができていないと判断した場合には、すぐにバッグ・バルブ・マスクによる人工呼吸を開始します。バッグ・バルブ・マスクにはリザーバーという酸素を貯める袋がついており、10 L/分以上の酸素を接続することでほぼ100%濃度の酸素を供給することができます。使用方法は下記のとおりです。

　①マスクのとがったほうを患者の鼻側にあて、鼻・口をマスクで覆い、ECクランプ法でマスクを密着させます。②頭部後屈あご先挙上法、もしくは下顎挙上法で気道確保を行います。③バッグを掴み、軽く胸が上がる程度に、1秒かけて換気を行います。④胸骨圧迫をしていれば圧迫30回に対し換気を2回、脈があり胸骨圧迫が不要な場合は成人であれば6秒に1回換気を行います。小児・乳児の場合は2〜3秒に1回の換気を行います。

　カテ室では、心肺停止のまま運び込まれたり、合併症によって心肺停止に陥ったりするケースがあります。そのような事態に備え、迅速かつ適切に対応できるよう、カテ前には救急カートの薬剤・物品の不足がないかなど確認を行い、定期的な心肺停止・合併症を想定したシミュレーションを行っておきましょう。

WORD

[過換気] 人工呼吸によって、多くの空気の入れ過ぎや頻回の人工呼吸を行うことを過換気といいます。過換気の状態で人工呼吸を続けていると胃に空気が入り胃膨満の原因になることや、胸腔内圧の上昇により、静脈灌流が阻害され、血行動態の悪化につながることがあります。そのため、過換気にならないよう軽く胸が上がる程度の人工呼吸を心がけましょう。

TIPS

バッグ・バルブ・マスクによる人工呼吸は手技を熟知していなければ、空気の漏れや過換気など適切な換気が行えない場合があります。胸の上りをしっかりと目視し、適切な換気が行えていることを確認しましょう。

文献
1) American Heart Association. BLS プロバイダーマニュアル　AHA ガイドライン 2020 準拠. 東京, シナジー, 2022, 120p.

鎮静時の呼吸管理

自発呼吸のない深い鎮静を行う場合

- 気管挿管、もしくは高度な気道確保器具を使用し、確実な気道確保を行う
- 人工呼吸器を装着し、設定どおりに換気が行われているかグラフィックモニタで確認、継続的な観察を行う
- 酸素飽和度の観察、可能であればカプノグラムによる呼気終末二酸化炭素分圧のモニタリングを行う
- 適宜、動脈ラインや動脈アクセスルートより血液ガス分析を行い、酸素化・換気の評価を行う

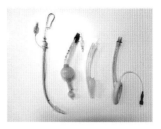

気道確保器具

自発呼吸のある浅い鎮静を行う場合

- 十分な深さ、回数の呼吸があるか継続的に観察する（酸素飽和度のモニタリングは必須）
- 酸素飽和度の低下があれば、酸素投与を行い気道・呼吸数・換気量のどこに問題があるか検索する
- 気道に問題があればエアウェイの挿入を行う
- 呼吸数・換気に問題があれば非侵襲的陽圧換気（NPPV）の装着を行う
- 呼吸状態の改善が認められない場合は、気管挿管・人工呼吸器管理に移行する

　鎮静時の呼吸管理については、鎮静深度によって器具や機器の違いがあります。

　自発呼吸のない深い鎮静を行う場合には、人工呼吸器の使用が必須となり、確実な気道確保を行うため高度な気道確保器具を気管に挿入します。写真にあるような、左から気管チューブ、ラリンゲルチューブ、アイジェル（i-gel）、ラリンジアルマスクなどです。高度な気道確保のもと人工呼吸器を装着することで酸素濃度や換気の設定ができ、グラフィックモニターで気道内圧や換気量などを継続的に観察することができます。また、パルスオキシメーターによる酸素飽和度やカプノグラムによる呼気終末二酸化炭素分圧、血液ガス分析を行うことで、人工呼吸器の設定が患者にあっているか評価が可能となります。

　自発呼吸のある浅い鎮静でカテーテル検査・治療を行う場合には、十分な深さ、回数の呼吸があるか、より細やかで継続的な観察が必要となります。気道や呼吸数・換気に問題があればエアウェイや NPPV（noninvasive positive pressure ventilation/ 非侵襲的陽圧換気）の使用も考慮します。また、呼吸状態の改善が認められない場合には、気管挿管・人工呼吸器管理への移行について医師と検討する必要があります。

　どちらの鎮静に対しても、鎮静深度の評価は大切で、鎮静深度が浅すぎれば患者に苦痛を与え、不用意な体動により手技の妨げになりますし、深すぎれば必要な自発呼吸が得られない場合があります。そのため、RASS（Richmond Agitation-Sedation Scale）などによる評価や、BIS モニターを使用した客観的な評価を行いながら、鎮静薬投与量の調整を医師の指示のもと行っていく必要があります。

気管挿管の実施

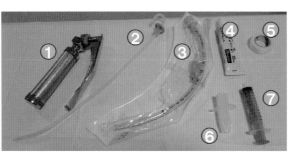

必要物品の準備

① 喉頭鏡
② スタイレット
③ 気管チューブ
④ リドカイン塩酸塩ゼリー
　※潤滑剤は施設によって異なります。
⑤ 気管チューブ固定用テープ
⑥ バイトブロック
⑦ カフ用シリンジ（10ml）

気管挿管の手順

1. 気管挿管の前にカフに損傷がないかシリンジで空気を入れ確認する
2. スタイレットを気管チューブに通し、気管チューブ先端にリドカイン塩酸塩ゼリーを塗布する
3. 医師が気管挿管を行った後、スタイレットを抜きシリンジでカフを膨らませる
4. 気管チューブが適切な位置に留置されているか確認するため、左右の呼吸音、胃のゴボゴボ音がないか聴診する
5. 気管チューブをテープで固定し、固定時にはバイトブロックを装着する

　呼吸停止や呼吸不全、気道確保が困難な場合には、気管挿管が必要となる場合があります。気管挿管を行い、人工呼吸器を装着することで確実な気道確保と換気、換気のモニタリングができるなど多くのメリットがあります。しかし、気管挿管が困難な場合などでバッグ・バルブ・マスクでの換気が有効に行えている場合には、気管挿管にこだわる必要はないといわれています。気管挿管に時間をかけることで患者の状態がさらに悪化するケースもあるためです。そのため、気管挿管を行う場合には速やかに実施できるよう準備を整えておく必要があります。

▶気管挿管の手順：①気管挿管の前に、カフに損傷がないかシリンジで空気を入れて確認します。②スタイレットを気管チューブに通し、気管チューブ先端にリドカイン塩酸塩ゼリーを塗布します。スタイレットの先端が、気管チューブの先端から出ない位置に固定し、喉頭鏡のカーブに合わせ先端を少し曲げておくとよいでしょう。③医師が気管挿管を行った後、気管チューブが抜けないようしっかり手で保持し、スタイレットを抜きます。その後シリンジでカフを膨らませます。④気管チューブが適切な位置に留置されているか確認するため、左右の呼吸音、胃のゴボゴボ音がないか聴診します。カテ室では透視などを利用し、気管チューブの位置の確認なども忘れず行いましょう。⑤気管チューブをテープで固定する場合にはバイトブロックを装着しましょう。バイトブロックがあることで、患者が気管チューブを噛み潰してしまうことを予防できます。

　気管挿管後は人工呼吸器の装着を行います。カテ室で人工呼吸器を使用する場合には、Ｃアームなどに回路が引っかかり事故抜管とならないよう、人工呼吸器の配置や気管チューブ・呼吸器回路の固定に注意しましょう。

一時的ペースメーカ

経静脈ペーシング

ストレート

内頸・鎖骨下静脈穿刺

J型

大腿静脈穿刺

経皮ペーシング

経皮ペーシング機能付き
除細動器

　人工ペースメーカは、刺激伝導系の役割を人工的に補うための生命維持装置です。心不全やショックなどを伴う症候性徐脈に対し、心腔内に挿入した電極リードから心筋を電気的に刺激して心拍数を増加させます。その種類は大きく分けて、本体を体内に植え込む恒久的ペースメーカと、体外から操作する一時的ペースメーカの 2 種類に分けられます。この項では一時的ペースメーカについて紹介します。静脈に挿入したシースから、電極リードを右房または右室に挿入し、刺激を行うものが経静脈ペーシングと呼ばれており、臨床現場では体外ペーシング、テンポラリーなどとも呼ばれています。挿入部位としては大腿静脈、内頸静脈または鎖骨下静脈があり、大腿静脈からの手技では下大静脈経由、内頸・鎖骨下静脈からの手技では上大静脈経由で電極リードは右心系に入ります。そのため、穿刺部位により電極リードの形状が異なります。利点としては短時間で留置でき、自己脈が回復したときには簡単に抜去することができるという点がありますが、感染を引き起こす理由から長期留置はできないため、あくまで一時的な処置とされています。一時的ペースメーカが使用されることが多い場面としては、洞不全症候群・房室ブロックの患者が救急搬送された際や、カテ中（特に下壁梗塞）に徐脈になったときなどがあげられます。必要になる状況の多くは緊急時となりますので、日頃から必要物品や機材のチェックを行い、備えておかなければなりません。一時的ペースメーカには経静脈ペーシングの他に、経皮ペーシングがあります。経皮ペーシングは身体に除細動器（経皮ペーシング対応のものに限る）の使い捨てパッドを貼り付け、体外から電気刺激を加えて脈拍を増加させます。身体にパッドを 2 枚貼り付けるだけですぐさまペーシングが行えるため、導入の速さと簡便さに優れますが、一方で患者に電気刺激による疼痛が加わること、体外装着であるため安定性に欠けるなどがあります。そのため継続したペーシングが必要な場合は、早急に経静脈ペーシングに切り替える必要があるといわれています。

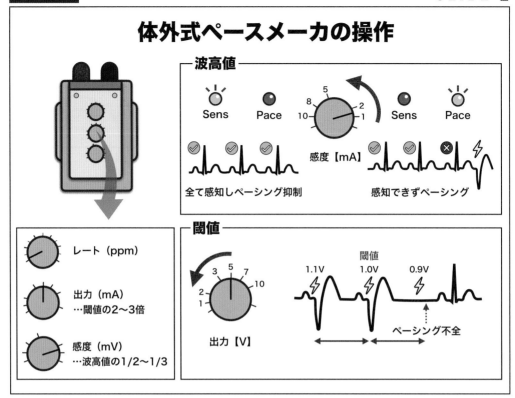

体外式ペースメーカの操作

体外式ペースメーカの設定は、①レート、②出力、③感度の主に3つの項目からなります。

ペースメーカの出力方式には、定電圧式と定電流式の2つが存在し、設定値の単位はそれぞれV（ボルト）とmA（ミリアンペア）となっています。定電圧式は、電極リードと心筋の接触抵抗により心筋に流れる電流値が増減します。それに対して定電流式は、接触抵抗が変化しても一定の電流が心筋に流れますが、負荷する電圧が増減します。手技中に行われる測定と設定値の一例を紹介します。測定しなければならない項目は、波高値と閾値の2つです。

まず波高値は、機械が自己脈を検知できなくなる直前の数値となります。測定方法としては感度設定を徐々に上げていき、【Sense】のランプが【Pace】に変わると自己脈を検知できていないので、その直前の感度が波高値となります。設定は波高値の1/3～1/2程度にします。

閾値の測定は、出力を5V程度に設定、続いて現在の自己脈を確認し、レート設定を自己脈＋10～20ppm程度まで上昇させます。心電図がペーシング波形になっていることを確認し、徐々に出力を下げていきます。出力を下げていくと、ある設定値を下回ると心筋を興奮させることができなくなり、ペーシング波形が消失します。この心筋を興奮させる最小の設定値が閾値となります（例えば、1.0Vの出力設定ではペーシング波形になっているけれど、0.9Vに下げるとペーシング不全となる場合には、閾値は1.0Vです）。測定後は速やかに出力を上昇させ、概ね閾値の2～3倍程度に設定します。

患者の自己脈が保たれている場合には、上記の流れで問題ありませんが、すでに脈拍が著しく低く、ショック状態にあるような患者に対しては、まずは適切なレートでペーシングをスタートし、血行動態を安定させることが先決です。

また測定手順、設定値の基準等は施設により異なる可能性があるのでご自身の施設のマニュアル等を必ずご確認ください。

手技の流れと注意点

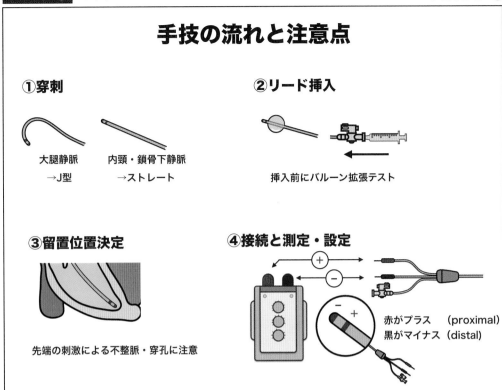

①穿刺

大腿静脈
→J型

内頸・鎖骨下静脈
→ストレート

②リード挿入

挿入前にバルーン拡張テスト

③留置位置決定

先端の刺激による不整脈・穿孔に注意

④接続と測定・設定

赤がプラス　（proximal）
黒がマイナス（distal）

　電極リードの先端形状は挿入部位によって異なり、J型（大腿用）とストレート型（内頸・鎖骨下用）の2種類が存在するので穿刺部位にあわせた電極リードを準備してください。

　内頸静脈穿刺は、気胸や鼠径部からの感染症のリスクも少ないことから選択されることが多いと思いますが、経静脈リードを用いた恒久的ペースメーカに移行する際にはリードの右心系への挿入経路が同じであるため、一時ペーシングカテーテルを挿入した状態で手技が行われます。ここではリード同士の干渉に注意が必要です。

　電極リードをシースから挿入後、先端のバルーンを拡張させることで血流に乗せ右心系へと到達させます。先端が右室に入れば心尖部付近に留置します。挿入時、リード先端が心室内に触れると心室期外収縮が発生します。心室期外収縮は先端が右室内の心筋に接触している指標になりますが、連続すると心室頻拍や心室細動等の致死性不整脈に移行する可能性があります。さらに完全左脚ブロックの患者では右室内で右脚を障害すると、完全房室ブロックを誘発する可能性があるため十分に注意する必要があります。また電極リードによって心筋が穿孔する危険性もあるため、電極リードの挿入時には、心電図・透視像の観察が重要です。このような合併症は、心筋が虚血状態にある場合には起こりやすくなるため特に注意が必要です。

　留置位置が決まれば電極リードと体外式ペースメーカを接続します。プラスとマイナスを逆に接続するとペーシング不全の原因となる可能性があるので正しく接続してください。接続後は、波高値と閾値を測定し、医師に確認したうえでペースメーカの設定をします。

　恒久的ペースメーカのリードと比較して、一時ペーシングのリード先端は心筋に固定する機構を持たないため、先端位置の変化によるペーシング不全等に対し、より注意を払う必要があります。

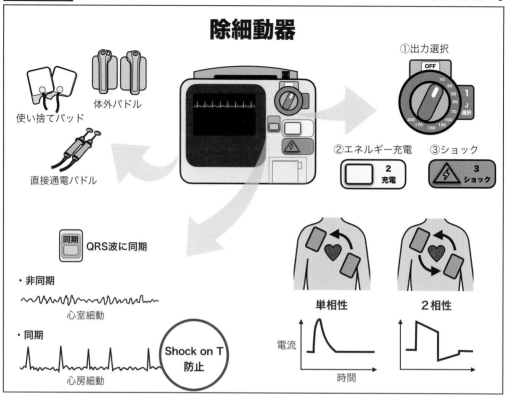

除細動器

① 出力選択
② エネルギー充電
③ ショック

QRS波に同期

・非同期
心室細動

・同期
心房細動

Shock on T
防止

単相性　　2相性
電流
時間

　除細動器とは、致死性不整脈等によって痙攣している心臓に電気ショックを与えて、心臓の
リズムを正常に戻すことを目的として使用します。

　2つの電極間に電流を流し電気ショックが行われるため、電極の配置は心臓を挟み込む位置
にする必要があります。使用される電極の種類には、体外パドル、使い捨てパッド、直接通電
パドル（心臓外科手術用）があります。

　除細動器には単相性（モノフェージック）と2相性（バイフェージック）の2種類があり、
単相性では電流は一方向にしか流れないのに対し、2相性では電流が往復して流れます。その
ため2相性のものはエネルギーが心臓に伝わる効率が良い、必要な出力エネルギーが少なく
てすむ、電気ショック後の心筋障害の可能性が低い、などが挙げられ、このような点から現行
の製品では2相性が多く使われています。

　出力エネルギーの単位としてはJ（ジュール）が使われており、2相性の機種では最大
200J程のエネルギーを加えることが可能となっています。単相性のものでは360J程度まで
設定できることが多く、タイプによって適切な設定値が異なります。自身の施設で使用されて
いる製品がどちらのタイプなのかを確認するようにしましょう。

　電気ショックの方法として、心室細動、心室頻拍に対して行われる通常の除細動に加え、患
者のQRS波に同期して通電するカルディオバージョン（同期電気ショック）があります。こ
れは心房細動や心房粗動、発作性上室性頻拍等の頻拍が原因で心不全を起こしており、薬剤投
与で改善がみられない場合に実施されることがあります。QRS波に同期する理由は、心電図
上のT波に刺激が加わるのを避けるためです。T波のタイミングで電気ショックが加わると、
shock on Tとなり、心室細動を誘発する危険性があるので注意してください。

効果的な除細動を行うためには

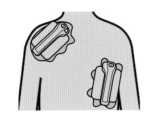

適量のジェルの塗布と十分な力での圧着

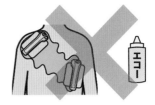

・ジェルがつながっている
・エコー用ジェルの使用

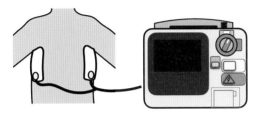

使い捨てパッドの使用で簡便に操作可能

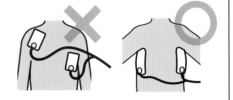

カテ中はコード等の写り込みに注意

　体外パドルにおいて、適正な除細動を行うためにはパドルに除細動専用ジェルを均一に塗り、パドルが浮かないように強く皮膚に押し当てることが重要です。ジェルを塗布することで皮膚との接触抵抗を下げ、エネルギーを効率良く心筋に伝えることができます。ジェルが適切に塗布されていなかったり、押し当てる力が不十分だったりすると、効果が得られなかったり、火傷などの合併症を引き起こす可能性があります。また、見た目のよく似た製品としてエコージェルがありますが、こちらは導電性が低く、粘性も低いため、塗布したジェルが垂れて2点がつながってしまい、除細動効果が低下する恐れがあるので必ず除細動専用ジェルを使用してください。効率の良い除細動を行うためには、パッドで心臓を挟みこむように通電することが重要です。また連続して体外パドルで通電を行う際には、位置を少しずらすことで皮膚障害を回避することができます。使い捨てパッドは、一度貼っておくとジェルの塗布やパドル操作なしに簡便に使用することができるので、ACS（acute coronary syndrome/ 急性冠症候群）などの徐脈・頻脈性不整脈のリスクが高い症例においては、あらかじめ装着しておくと経皮的ペーシングや除細動を速やかに行うことができます。カテ中に使い捨てパッドを装着しておく場合は、貼り付け位置やパッドのコードが透視等の邪魔にならないように注意します。貼り付け位置は心臓を挟み込んでいれば良いので、両脇の下あたりに貼り付けると手技の妨げになりにくいです。体外パドルで通電する場合は、速やかにカテ台の高さを下げ、位置をCアームから離して除細動や胸骨圧迫が行いやすい配置に整えることを意識しておく必要があります。ポイントとしては他にも、即座に除細動ができるように術衣の胸部を開けておく、パドルが当たる位置に経皮吸収剤が貼られていると除細動効果の低下や火傷の原因となるので事前に剥がしておく、などが挙げられます。特にニトロダームは爆発の危険性があるので大いに注意してください。

IABPの原理と効果

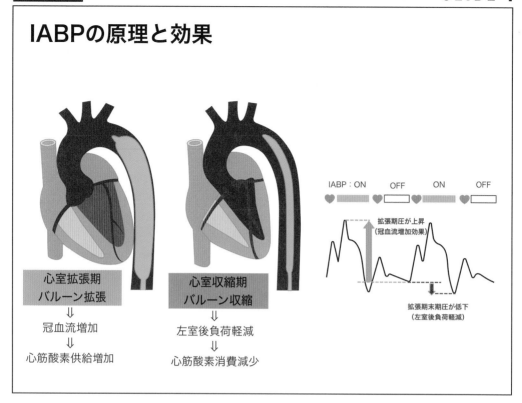

心室拡張期
バルーン拡張
⇩
冠血流増加
⇩
心筋酸素供給増加

心室収縮期
バルーン収縮
⇩
左室後負荷軽減
⇩
心筋酸素消費減少

IABP：ON　OFF　ON　OFF

拡張期圧が上昇
（冠血流増加効果）

拡張期末期圧が低下
（左室後負荷軽減）

IABP（intra-aortic balloon pumping）は大動脈バルーンパンピングの略で、胸部下行大動脈にバルーンカテーテルを留置し、心室の収縮・拡張に合わせてバルーンを収縮・拡張させて心臓の補助を行う装置です。主な補助効果は、冠血流増加と左室後負荷軽減です。冠血流増加は、心室の拡張期にバルーンを拡張させ、大動脈の拡張期圧を上昇させることにより得られます。冠血流は他の臓器と異なり、拡張期に血液が多く流れる特徴があり、拡張期圧の上昇が冠血流増加につながります。左室後負荷軽減は、心室の収縮直前にバルーンを収縮させ、左室拡張末期圧が急速に低下することで効果が得られます。この左室後負荷軽減により 10〜20%の心拍出量の増加が見込まれます。冠血流増加は酸素供給の増加につながり、心筋虚血の改善にも効果を発揮します。ただし、IABP は圧補助のため心機能がある程度保たれていなければ効果が得られません。

適応は、心原性ショック等の薬剤抵抗性の急性心不全で、ACS や急性心筋梗塞の機械的合併症（急性僧帽弁閉鎖不全、心室中隔穿孔など）、急性心筋炎などが挙げられます。また、PCI における低心機能例や高度病変に対する PCI サポート（supported PCI）として使用される場合もあります。IABP の適応を考える場合には、心機能がどの程度保たれているかを判断することが重要であり、IABP 効果が期待できない場合は、IMPELLA や ECMO などのMCS 導入を検討しなければいけません。また、大動脈弁閉鎖不全症、腸骨動脈の高度蛇行や、胸部大動脈瘤、高度な粥状硬化が存在する場合は慎重に適応を検討します。

TIPS

[ACS（acute coronary syndrome/ 急性冠症候群）] プラークの破綻とそれに伴う血栓形成により冠動脈内腔が急速に狭窄、閉塞し、心筋が虚血、壊死に陥る病態を示す症候群。
[MCS（mechanical circulatory support/ 機械的循環補助）] 重症心不全に対する装置を用いた循環補助法の総称で、国内では IABP、IMPELLA、ECMO（PCPS）、VAD が使用されている。

IABPの準備と導入

チェックリストを用いて必要
物品の確認を日常的に行う。

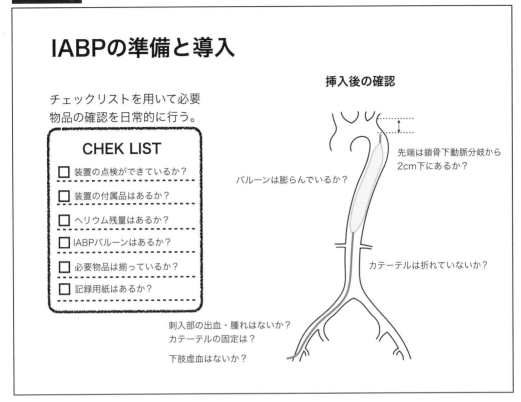

CHEK LIST

☐ 装置の点検ができているか？

☐ 装置の付属品はあるか？

☐ ヘリウム残量はあるか？

☐ IABPバルーンはあるか？

☐ 必要物品は揃っているか？

☐ 記録用紙はあるか？

挿入後の確認

先端は鎖骨下動脈分岐から
2cm下にあるか？

バルーンは膨らんでいるか？

カテーテルは折れていないか？

刺入部の出血・腫れはないか？
カテーテルの固定は？

下肢虚血はないか？

　IABP は患者急変の場面で導入されることが多いため、日頃の準備と点検が必要です。導入時に必要となるものは、駆動装置と IABP バルーンセット、その他導入に必要な器材です。駆動装置にはヘリウムボンベや心電図ケーブル、血圧ケーブルが付属するため、日常点検で必要な備品が揃っていることを確認します。IABP バルーンセットには、穿刺針、ガイドワイヤー、シース、バルーンカテーテル、駆動ホースなどの必要な材料がすべてセットされています。これら必要物品をチェックリストで日々確認しておけば安心です。IABP 導入時は、X 線透視装置を使用し、大腿動脈に穿刺を行い、セルジンガー法でシースを留置します。ヘパリンなどで抗凝固療法を行い、シースを通じて IABP カテーテルを挿入し、カテーテル先端が左鎖骨下動脈分岐部より 2 cm 程度低い位置となるように固定します。IABP カテーテルが留置されれば、駆動ホースにより駆動装置と接続します。駆動装置にはあらかじめ、心電図および動脈圧波形を表示させ、心周期に同期した駆動を可能にしておきます。接続後は駆動を開始し、適切なタイミングで駆動しているか確認します。最近の装置はほとんどが自動的にタイミング調整します。留置後はバルーンカテーテルおよびシースを固定し、血行動態の評価を行います。また、下肢虚血や刺入部の出血、血腫などの合併症の有無についても確認します。

TIPS

[シースレス挿入法] 大腿動脈が細い場合は、シースを用いずにバルーンカテーテルを直接挿入することがある。

[上腕動脈からの挿入] 大腿動脈が細い場合や腸骨動脈の高度蛇行などの理由で、大腿動脈から挿入できない場合は、上腕動脈から挿入することがある。この際、細い IABP バルーンカテーテル（6Fr）が使用される。

[サイズ選択] 患者の体格に応じた IABP バルーンサイズを選択する。不適切なサイズを用いると、腹腔動脈や腎動脈の血流を低下させることにつながる。成人では 30〜40 mL のバルーンが用いられる。

[活性化凝固時間 (activated coagulation time：ACT)] IABP の抗凝固管理では ACT150〜180 sec で管理する場合がある。

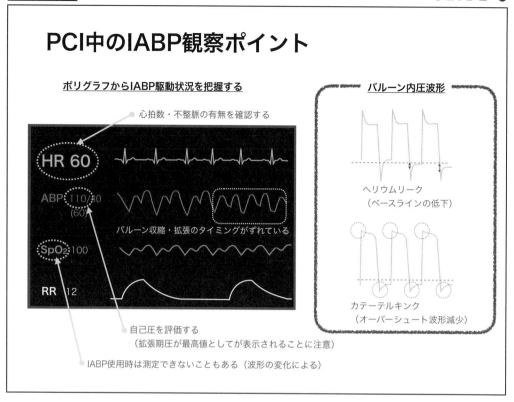

PCI中のIABP観察ポイント

PCI 中の IABP 管理では、駆動状態と循環動態の観察を行います。まず、IABP 駆動状態は動脈圧波形で確認します。IABP は拡張期圧を増加させる効果があるため、正しいタイミングで駆動していれば、収縮期圧に続く高い拡張期圧を有する二峰性の動脈圧波形を認めます。タイミング調整が不適切な場合や、不整脈が出現する状況ではタイミングがずれ、適切な動脈圧波形の観察ができなくなります。タイミングが不適切な場合は、冠血流増加効果や左室後負荷の軽減が得られなくなるだけでなく、左室後負荷を増大する場合もあるため調整が必要です。現在の装置では、オートモードが搭載されており、心電図や血圧波形をトリガーし装置が適切なタイミングに自動調整します。ただし、心電図にノイズが多く生じる場合や血圧が低下した場合はタイミング調整が不適切になることがあります。血圧波形で拡張期圧上昇が認められない場合は、タイミング不良以外にバルーン拡張不良を疑います。循環動態については、心電図波形、血圧、SpO$_2$ を監視します。IABP の効果は心機能に依存するため、血圧が低下する状況では補助効果に期待はできません。心不全に伴い SpO$_2$ が低下するような呼吸状態が悪い場合も IABP 単独では補助することが困難です。このような状況では、より補助効果が強いECMO の導入を検討する必要があります。

TIPS

[トリガー] IABP の駆動タイミングを調整するための信号を指す。心電図波形または動脈圧波形を用いて、バルーン拡張およびバルーン収縮のタイミングを調整する。

[センサー付き IABP カテーテル] カテーテル先端に血圧センサーが搭載されている。大動脈内の血圧を計測するため適切なタイミング調整が可能。信号を光ファイバーで伝えるタイプと電気信号で伝えるタイプがある。

[バルーン内圧の監視] IABP 駆動装置にはバルーン内圧を表示する機能がある。この波形から、ヘリウムリークやカテーテルキンク（カテーテルの折れ曲がり）などを評価することが可能である。

ECMOの原理と適応

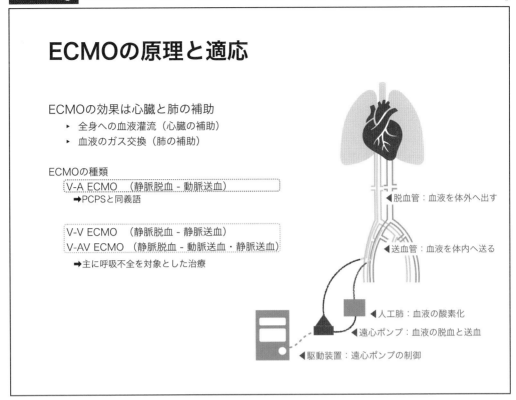

ECMOの効果は心臓と肺の補助
  ▸ 全身への血液灌流（心臓の補助）
  ▸ 血液のガス交換（肺の補助）

ECMOの種類
  V-A ECMO　（静脈脱血 - 動脈送血）
  ➡PCPSと同義語

  V-V ECMO　（静脈脱血 - 静脈送血）
  V-AV ECMO（静脈脱血 - 動脈送血・静脈送血）
  ➡主に呼吸不全を対象とした治療

◀脱血管：血液を体外へ出す

◀送血管：血液を体内へ送る

◀人工肺：血液の酸素化
◀遠心ポンプ：血液の脱血と送血
◀駆動装置：遠心ポンプの制御

ECMO（エクモ：extra corporeal membrane oxygenator）とは、遠心ポンプと膜型人工肺を用いた閉鎖回路の補助循環装置です。脱血部位と送血部位の違いから、V-A ECMO、V-V ECMO の 2 種類に大別され、V-A ECMO は呼吸循環補助、V-V ECMO は呼吸補助として用いられます。　また、V-A ECMO は PCPS（percutaneous cardio pulmonary support）と呼ばれることもあり、心カテ室では主に、心原性ショック等の薬剤抵抗性の急性心不全や重症不整脈、急性肺血栓塞栓症、低心機能患者や高度病変に対する PCI のサポートなどに対して適応されます。禁忌としては、不可逆的脳障害をはじめ、逆行性送血が影響を及ぼす可能性がある高度大動脈弁閉鎖不全、胸部大動脈瘤、大動脈解離などが挙げられます。以降は、V-A ECMO を ECMO と表現して説明を続けます。

ECMO は大腿静脈から挿入された脱血管から血液回路を通して血液を体外に導き出し、遠心ポンプで圧力（揚程）を発生させ、人工肺で静脈血を酸素化したのち、大腿動脈から挿入された送血管を通じて血液を送り、全身への酸素供給と循環の維持を行います。心臓に還ってくる血液を取り出して動脈に送るため、心臓の前負荷を大きく軽減する効果が得られます。しかし、心臓に向かって逆行性に血液を送るため左室からの駆出が存在する場合は、左室後負荷を増加させることがあります。このため、左室後負荷軽減を目的に IABP や IMPELLA を併用する場合があります。また、ECMO の人工肺には熱交換器が付属しており、血液温度の調節（体温調節）が可能です。

TIPS

［送血管］ 血液を送るためのカニューレのこと。成人では、通常 16〜20Fr サイズが使用される。
［脱血管］ 血液を出すためのカニューレのこと。成人では、通常 18〜22Fr サイズが使用される。
［血液回路］ 送血管、脱血管、人工肺、遠心ポンプをつなぐ透明のチューブで、血液との接触による炎症を抑えるように内面には高分子ポリマーコーティングが施されている。
［流量補助］ 圧補助の IABP とは異なり、ECMO は血液を全身に送るため流量補助と呼ばれる。

ECMOの準備と導入

ECMO導入では役割分担が大切

心カテ室での役割分担（一例）
- ☐ 医　師：カニュレーション
- ☐ 看護師：バイタルサインの確認と評価・薬剤準備
- ☐ 臨床工学技士：ECMO回路のセットアップ
- ☐ 診療放射線技師：X線透視装置の操作

ECMO導入の流れ
- ✓ 消毒
- ✓ 動静脈への穿刺
- ✓ 送脱血管のカニュレーション
- ✓ 回路のプライミング
- ✓ 送脱血管と回路の接続
- ✓ ECMOスタート

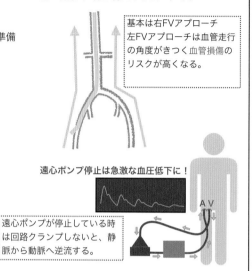

脱血管挿入の際は右FVアプローチで！

基本は右FVアプローチ
左FVアプローチは血管走行の角度がきつく血管損傷のリスクが高くなる。

遠心ポンプ停止は急激な血圧低下に！

遠心ポンプが停止している時は回路クランプしないと、静脈から動脈へ逆流する。

　ECMOは患者急変の場面で導入されることが多いため、普段からの準備が大切です。IABPの項で説明したように、チェックリストを用いて機器の点検や必要器材の確認を行います。使用後も次の症例ですぐに使用できるよう、物品補充や定位置に保管するといった確認も大切です。

　ECMOを導入するためには、駆動装置、血液回路、プライミング用輸液製剤、抗凝固薬、その他器材などが必要です。また、人工肺に酸素を流すため、医療ガス配管設備または酸素ボンベが必要です。

　導入に際しては、大腿動静脈に穿刺しガイドワイヤーを留置します。送血管、脱血管は心カテで使用するシースに比べるとかなり太く、ダイレーターで刺入部を何度か拡張した後に挿入します。カニュレーションは合併症を防ぐため、可能な限りX線透視装置で確認しながら行います。終了すれば抗凝固薬（ヘパリン）を投与し、ACTまたはAPTTを測定します。医師がカニュレーションを行っている間に、装置にECMO回路を取り付け、プライミングします。プライミング後は遠心ポンプの回転数を設定し、血液回路の送血側をチューブ鉗子でクランプしておきます。ACT（APTT）が延長していることを確認し、送脱血管と回路を接続し、酸素ガスを流してECMO開始となります。開始後は装置データーを記録し、開始直後のチェックを行います。

TIPS

[ECMO開始時の注意] ECMO開始時は遠心ポンプの回転数を上げ、送血回路をクランプしておく。仮にどちらも忘れた状態で送脱血管を接続し、術野でクランプを開けた場合、動静脈シャントとなって急激な血圧低下を招く。

[送血管と脱血管のサイズ] 外径が表示される。挿入部位の血管径と狭窄の有無を評価し、サイズ選択する。緊急の場面では難しいため、体格によって事前に選択基準を設けている施設もある。

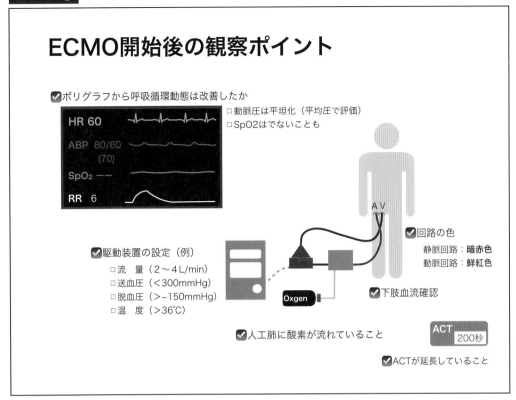

ECMO開始後の観察ポイント

☑ポリグラフから呼吸循環動態は改善したか

□動脈圧は平坦化（平均圧で評価）
□SpO2はでないことも

HR 60
ABP 80/60 (70)
SpO2 ──
RR 6

☑駆動装置の設定（例）
□流　量（2〜4 L/min）
□送血圧（＜300mmHg）
□脱血圧（＞−150mmHg）
□温　度（＞36℃）

A V

☑回路の色
静脈回路：**暗赤色**
動脈回路：**鮮紅色**

Oxgen

☑下肢血流確認

☑人工肺に酸素が流れていること

ACT
200秒

☑ACTが延長していること

　ECMO 開始後は呼吸循環動態の改善を確認し、酸素流量（濃度）、血流量を適切に設定します。管理目標値は患者の体格によって異なりますが、補助流量 2〜4 L/min、平均血圧 60 mmHg 以上、測定が可能であれば混合静脈血酸素飽和度（SvO_2：正しくは v の上にバー表示）70％以上とします。人工肺の酸素化能評価は血液ガス測定を行いますが、開始直後は脱血側回路が暗赤色で送血側回路が鮮紅色であることを目視し、簡易的に評価することができます。落ち着いた段階で血液ガス測定や ACT を測定し、必要に応じて設定変更します。血流量は酸素供給量を表しますので、SvO_2 の低下や乳酸値の上昇があれば血流量の増加を検討します。また、人工肺を通過する血液のガス分圧値は、酸素分圧（PaO_2）を酸素濃度、二酸化炭素分圧（$PaCO_2$）を酸素流量で調整します。ECMO 導入時は人工呼吸管理をされていることが多く、人工呼吸器の設定と合わせて調整します。

　装置の観察項目として、血流量のほかに遠心ポンプ回転数、回路内圧、温度などがあります。遠心ポンプは後負荷の影響を受け血流量が変化する特徴があり、血圧、ヘマトクリットなどの変動によって変化します。このため、定期的に流量を確認し流量の変動に注意します。送血圧の変化も流量に影響を与えます。送血管の位置が悪い場合や屈曲がある場合は、送血圧が上昇し流量が低下します。脱血圧は脱血の程度を評価することができます。心カテ室で導入し管理する際は、監視できる項目が限られることもあり、ECMO の原理を正しく理解し、限られた情報から異常を予測することが大切です。

TIPS

[送血圧] 開始時直後に送血圧上昇があり、その流量が少ない場合は動脈解離にともなう偽腔送血を疑う。
[カニューレサイズ] 体格に応じた送脱血管を使用しないと、適切な流量を確保することができない。
[回路内圧] ECMO 回路の圧力分布は、脱血管から遠心ポンプの入り口までが陰圧、遠心ポンプの出口から送血管までが陽圧となる。回路に付属する三方活栓などの操作をする場合は、部位によって血液の吹き出しや空気の吸い込みに注意する。

ECMOの合併症対策

North-south syndrome
下図のように頭と心臓が低酸素血症、胸部以下は酸素供給が保たれている状態。

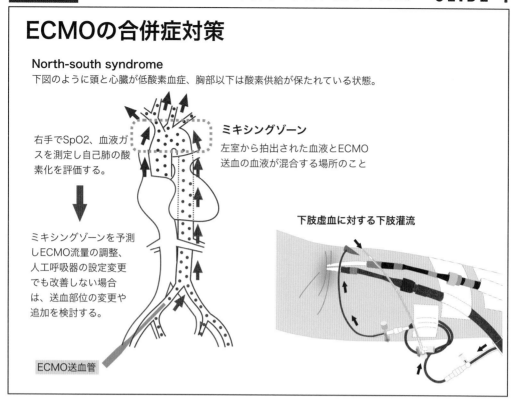

右手でSpO2、血液ガスを測定し自己肺の酸素化を評価する。

ミキシングゾーンを予測しECMO流量の調整、人工呼吸器の設定変更でも改善しない場合は、送血部位の変更や追加を検討する。

ECMO送血管

ミキシングゾーン
左室から拍出された血液とECMO送血の血液が混合する場所のこと

下肢虚血に対する下肢灌流

　ECMO に使用する送血管は 16〜20Fr で外径が 5〜7 mm です。このため、アクセス部位の血管が細い場合や腸骨動脈領域に高度な蛇行がある場合は末梢への血流が悪くなり、下肢虚血を招く恐れがあります。長時間の下肢虚血は重篤な合併症の MNMS（myonephropathic metabolic syndrome/ 筋腎代謝症候群）に至る可能性があり、早期発見と対策が必要です。下肢虚血の発見には下肢の観察と足背動脈の触知が必要です。左右下腿に局所酸素飽和度センサー（rSO₂）を貼り、血流の確認を行うことも効果的です。下肢虚血を疑う場合は血流確保のため 4Fr 程度のシースを送血管の末梢側に挿入し、ECMO の送血回路と接続し下肢血流を確保することがあります。また ECMO 管理を行ううえでミキシングゾーンの存在を理解する必要があります。ミキシングゾーンとは左室の拍出と ECMO の送血がぶつかる領域のことを指します。自己肺の酸素化が悪い場合、左室から拍出される血液は不十分な酸素化状態となります。心拍出が保たれていれば、冠動脈や頸動脈に低酸素の血液が灌流し心臓や脳が虚血に陥ります。この状態を North-south syndrome と呼ぶことがあります。予防するためには自己肺の酸素化評価が重要であり、評価方法として右上肢から血液ガス測定や酸素飽和度のモニタリングが挙げられます。高頻度振動換気法など人工呼吸器の設定調整でも改善が困難な場合は、VV-ECMO の追加や送血部位の変更を検討します。心カテ室における ECMO 管理は、PCI 中の呼吸循環動態の維持が主な目的です。安全に治療を遂行するために患者の鎮静、鎮痛も必要となります。また、カテ台が動くため回路が引っ張られて装置の転倒や破損のリスクもあります。

TIPS

[MNMS] 急性下肢虚血により筋肉細胞の破壊が進み、乳酸、カリウム、ミオグロビンなどが蓄積し、血液の再灌流により全身に放出され、致死性不整脈や急性腎不全、呼吸不全などの多臓器障害を引き起こす。
[離脱期間] ECMO 装着は 48〜72 時間で離脱することが望ましく、それ以降は生存率が低下するという報告がある。

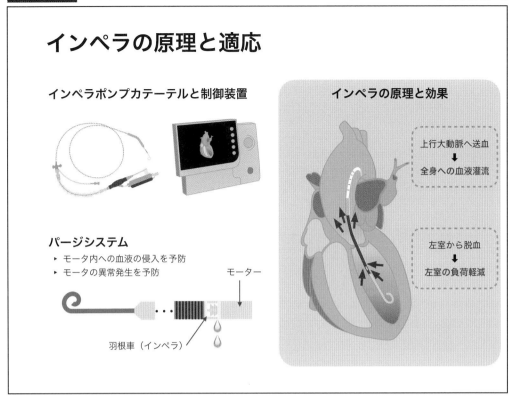

インペラの原理と適応

インペラポンプカテーテルと制御装置

パージシステム
‣ モータ内への血液の侵入を予防
‣ モータの異常発生を予防

モーター

羽根車（インペラ）

インペラの原理と効果

上行大動脈へ送血
↓
全身への血液灌流

左室から脱血
↓
左室の負荷軽減

インペラは、カテーテル先端に小型軸流ポンプ部と血液を導くためのカニューラ部を有し、制御装置に接続し使用します。国内で使用できるカテーテルは、IMPELLA CP smart assist（CPSA）と IMPELLA 5.5 smart assist（5.5SA）の 2 種類があります。IMPELLA CPSA は経皮的挿入が可能で最大 3.7L/min（46,000 回転）の補助が可能です。IMPELLA 5.5SA は外科的挿入が必要となり、最大 5.5L/min の補助が可能です。心カテ室ではおもに IMPELLA CPSA が用いられます。インペラは、経皮的または経血管的に大腿動脈等から挿入し、カテーテル先端は左室内に留置されます。軸流ポンプの回転によってカテーテル先端にある吸入部から血液を脱血し、上行大動脈内に位置する吐出部から送血することで、左室の容量負荷軽減と全身の循環補助が可能になります。インペラの適応は、他の補助循環装置と同様に心原性ショック等の薬剤抵抗性の急性心不全です。左室内へのカテーテル挿入は大動脈弁を通過する必要があり、高度の大動脈弁閉鎖不全や機械弁が留置された患者には禁忌となります。インペラには特有のパージシステムと呼ばれる仕組みがあります。モーター部分に駆動を妨げる血栓形成の防止を目的に、ヘパリンを添加したブドウ糖液を持続灌流します。また、カテーテルには圧力センサーが内蔵されており、駆動装置に血圧波形が表示され、カテーテルの位置を評価することが可能です。

WORD
[PVAD (percutaneous ventricular assist device/ 経皮的補助人工心臓)] インペラは経皮挿入が可能で左室補助を目的とするため、PVAD と呼ぶことがある。

TIPS
[カテーテルスペック] インペラ CPSA は、カテーテルはシャフト径 9Fr、ポンプ部 14Fr で 5 mm 以上の血管が挿入部位の適応である。インペラ 5.5SA は、カテーテルはシャフト径 9Fr、ポンプ部 21Fr で 7 mm 以上の血管が挿入部位の適応である。

インペラの準備と導入

インペラCPSAの場合

患者側
- シース挿入
- ピッグテールカテーテルを左室へ
- インペラ用ワイヤーに置換
- インペラカテーテル挿入留置
- 透視・エコーで評価
- 駆動開始

装置側
- 電源投入、パージセット取り付け
- パージセットのプライミング
- カテーテルのケーブルを装置に接続
- カテーテルへパージライン接続
- カテーテルのプライミング
- 挿入準備完了

ACT >250秒 留置用シース（14Fr）留置後はACTの延長を確認(250秒以上)
➡シース内の血栓形成の危険

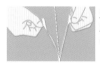

留置用シースのピールオフは血管内では行わない！
➡出血

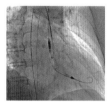

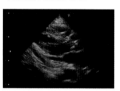

透視・心エコーで位置確認
➡先端位置が悪いと僧帽弁逆流の危険がある

※インペラCPSAは大動脈弁位から吸入部までの長さが4.5cm

　インペラ挿入時はまず、X線透視下にガイドワイヤーを挿入してプレダイレーションを行い、ピールアウェイシースを留置します。ヘパリンを投与しACTが250秒以上に延長していることを確認します。次に0.035インチのガイドワイヤーを先行させてピッグテールカテーテルを左室内に進め、0.018インチのインペラ留置用ガイドワイヤーに置換します。インペラカテーテルの挿入までに制御装置を起動し、カテーテルと接続します。操作ガイドに従いパージシステムの取り付けとパージラインのプライミングを完了させておきます。カテーテルの準備が終われば、インペラカテーテルをガイドワイヤーに沿わせて左室内の適切な位置に留置します。位置の確認は心エコーを併用します。このとき、カテーテル先端が僧帽弁の腱索と絡んでいると僧帽弁逆流を生じるため注意します。位置調整が終われば、留置用ガイドワイヤーを抜去し駆動を開始します。ガイドワイヤーを抜去しないまま駆動するとポンプ部分が故障し使用できなくなるため、装置側のスタッフが声掛けを行います。インペラCPSAでは補助レベルはAUTOで始動します。インペラが駆動していない状態では、カテーテルのカニューラ部を通じて血液が左室内に逆流するため速やかな留置が必要です。インペラ駆動後は、ピールアウェイシースを体外に引き出してピールオフします。血管内でピールオフすると血管が裂け、出血につながるため注意します。完全にピールオフできれば、カテーテルシャフトに備わっている留置用シースを血管内に進めて固定します。留置用シースは外径16Frのため、下肢の血流障害を起こす危険があり、下肢虚血の有無を確認します。補助開始後は血行動態が改善することを確認し、装置データー確認し記録を行います。

TIPS

[下肢灌流] インペラ挿入側の下肢に虚血症状を認めた場合は、下肢灌流を行うことがある。反対側の大腿動脈とインペラ挿入側の末梢にエラスターまたはシースを挿入し、チューブでおのおのを接続し末梢に灌流させる方法がある。

心カテ室でのインペラ管理

インペラ制御装置（ポンプ位置画面）

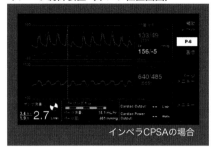

インペラCPSAの場合

<u>チェック項目</u>
- ✓ 位置波形は適切か？
- ✓ モータ波形の値が急激に変化していないか？
- ✓ パージ圧・パージ流量に急激な変化はないか？
- ✓ 補助レベルに応じた流量であるか？
- ✓ アラームの発生はないか？

ECMO＋IMPELLA ＝ ECPELLA（エクペラ）

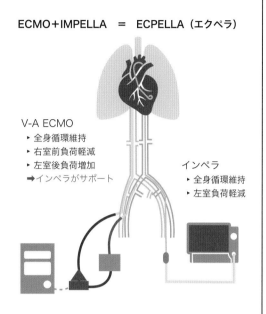

V-A ECMO
- ▶ 全身循環維持
- ▶ 右室前負荷軽減
- ▶ 左室後負荷増加
- ➡ インペラがサポート

インペラ
- ▶ 全身循環維持
- ▶ 左室負荷軽減

　患者側の評価項目として、モニターで確認できる血行動態や意識レベル、呼吸状態、低灌流所見などの身体所見、血液ガスデーターなどがあります。装置側の評価項目は、制御装置に表示される位置波形やモーター波形などがあります。制御装置から得られるモーター波形はモーターが消費する電流値を表示しておりモーターの負荷を表します。カテーテルが適切な位置にあるとパルス状の波形を表示します。またモーター波形はモーター部の血栓形成により上昇します。インペラ補助中は動脈圧波形の脈圧が減少し平坦化することがありますが、これは左室からの駆出が減少しインペラ補助に依存している状態を表します。制御装置にはアラーム機能があります。カテーテルの位置不良や循環血液量の低下でサクションアラームが発生することがあります。サクションアラームが頻回に発生すると溶血につながる可能性があります。インペラの合併症には、溶血のほかにシース留置部からの出血が挙げられます。パージ液から持続的にヘパリンが投与されるため、出血性合併症のリスクが高まります。ACT を評価し、パージ液のヘパリン濃度を適切に調整します。インペラは左室補助のみとなるため、右心機能低下、肺鬱血が進行する場合は ECMO の併用が必要になることがあります。インペラと ECMO を併用した状態を ECPELLA（エクペラ）と表現します。エクペラではインペラ流量と ECMO 流量のバランス調整が必要で、自己肺の酸素化が悪い状態でインペラ流量を増加させると North-south syndrome を招くことになります。このためインペラ単独に比べて管理が困難になることがあります。

WORD

[CPO (cardiac power output)] 心臓の力強さ（パワー）を表す血行動態指標。平均動脈圧 × 心拍出量 /451（単位：W）で表される。0.6 以下で MCS の適応やエスカレーションを検討する場合がある。
[PAPi (pulmonary artery pulsatility index/ 肺動脈拍動性指数)] 右心機能を評価する血行動態指標。（肺動脈収縮期圧−肺動脈拡張期圧）/ 右房圧で表され、1.0 以下は顕著な右心不全があり、右心補助が必要な予測因子とされる。

LECTURE 6

合併症

心臓カテーテルでの主な穿刺部位

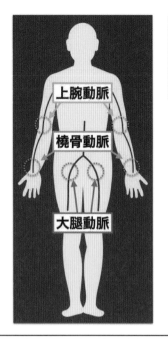

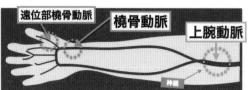

遠位部橈骨動脈　橈骨動脈　上腕動脈　神経

穿刺部の選択については検査・治療に必要なシースやデバイスのサイズ、ガイディングカテーテルのバックアップ力、穿刺の難易度やカテ後の止血方法や安静時間など様々な要因を加味し選択される。

　心臓カテーテルの主な穿刺部位は、橈骨動脈、上腕動脈、大腿動脈、遠位橈骨動脈などがあります。穿刺部の選択については検査・治療に必要なシースやデバイスのサイズ、ガイディングカテーテルのバックアップ力、穿刺の難易度やカテ後の止血方法、安静時間などさまざまな要因を加味し選択されます。そこで、まずは各穿刺部の特長について説明します。

【橈骨動脈】橈骨動脈は止血方法も確立されており、カテ後の安静時間も短く患者への負担が少ない穿刺部位です。穿刺も比較的容易ですが、血管径が細いため複数のデバイスを同時に使用するような治療や大型のデバイスなどを使用する場合には不向きとなります。また、血管閉塞や血管攣縮（スパスム：spasm）、動脈の走行がループ状になっている患者もあり、カテーテルの通過や操作が困難な場合があります。

【上腕動脈】上腕動脈も橈骨動脈と同様、カテ後の安静時間が短いことがメリットです。橈骨動脈よりも血管径は大きいですが、止血が橈骨動脈に比べ難しいことや正中神経障害などの危険性もあり、最近では使用頻度が減少しています。

【大腿動脈】通常、心臓カテーテルで使われる穿刺部位としては最も血管径が大きく、カテーテルの操作性が良いことや複数のデバイスを同時に使用できたり、大型のデバイスなどの使用ができたりすることから、複雑な治療をする場合には最も有効な穿刺部位となります。しかし、出血性合併症を起こすと重篤な状況となることがあり、そのためカテ後の安静時間が長くなってしまうことがデメリットです。

【遠位橈骨動脈】遠位橈骨動脈は、橈骨動脈と同様にカテ後の安静時間も短く、患者に負担の少ない穿刺部位といえます。心臓カテーテル中も橈骨動脈穿刺のように手のひらを上に向ける必要もなく、自然な体位で受けることができます。しかし、穿刺はやや困難で血管径も細いことから、エコーによる血管径や蛇行の確認、エコーガイド下による穿刺が必要な場合があります。

穿刺部出血の予防

> **定期的に穿刺部の観察を行い、出血の有無を確認しましょう！**

- 安静の必要性について患者さんへ説明する
- 食事・排泄などの方法について説明する
- 患者さん自身が「ヌルヌルした感じ」「生暖かい感じ」を自覚したときは、すぐにナースコールで知らせるよう説明する
- 出血や急激に大きくなる腫れ（血腫）を認めたときはすぐに用手圧迫を行う
- 大腿動脈穿刺後の強い腰背部痛は後腹膜血腫の危険性がある
- 穿刺部出血を認めた場合は、バイタルサイン測定を行い、医師に報告する

・安静の必要性について患者へ説明する。

・食事・排泄などの方法について説明する。

　　大腿動脈穿刺の場合、鼠径部の屈曲や立位・歩行などを十分な止血が完了する前に行うと、出血を起こすことがあります。そのため、安静時間内の食事や排泄などをどのように行うかや、腰痛出現時の対応などを患者と相談し、安楽に安静が保てるよう説明しておく必要があります。橈骨動脈穿刺の場合においても、止血デバイスを自分で取り外さないことや、穿刺部の腕をベッドについて起き上がらないようにすることなど説明しておきます。

・患者自身が「ヌルヌルした感じ」「生暖かい感じ」を自覚したときは、すぐにナースコールで知らせるよう説明する。

　　穿刺部出血を起こした場合に、患者から上記のような訴えがある場合があります。出血の早期発見のためにもナースコールで知らせるよう説明しておきます。

・出血や急激に大きくなる腫れ（血腫）を認めたときはすぐに用手圧迫を行う。

・大腿動脈穿刺後の強い腰背部痛は、後腹膜血腫の危険性がある。

・穿刺部出血を認めた場合は、バイタルサイン測定を行い、医師に報告する。

　　後腹膜血腫や大量出血を起こすと、患者の状態が重篤となる可能性があります。しかし、出血直後は末梢血管の収縮に伴い収縮期血圧が保たれていることや、拡張期血圧が上昇し脈圧が小さくなります。脈拍は上昇し不穏などを起こすことがあるので注意が必要です。

TIPS

[後腹膜血腫] 大腿動脈穿刺後に強い腰背部痛があり、血圧の低下や頻脈、末梢冷感がある場合には後腹膜血腫によってショックを起こしている可能性がある。後腹膜血腫は鼠径靱帯よりも中枢側を穿刺したことにより腹腔内で出血を起こしたり、ガイドワイヤーで血管損傷を起こしたりすることで発生する。命に係わる重篤な事態となるため見逃さないようにしよう。

用手圧迫止血の方法

穿刺部出血を起こしたら

すぐに用手圧迫止血を行います！

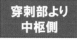

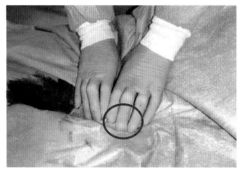

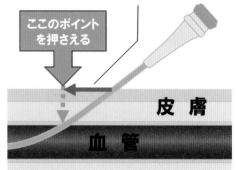

穿刺部より中枢側

ここのポイントを押さえる

皮膚

血管

穿刺部より中枢側を示指・中指・環指で脈圧を触知しながら圧迫する。

　穿刺部出血を起こしたら、すぐに用手圧迫を行います。用手圧迫の方法は、シースが血管内に入っていたと思われる位置（皮膚の穿刺部よりも中枢側で出血が止まる位置）を示指・中指・環指で脈圧を触知しながら圧迫します。また、他の看護師にも応援要請し、バイタルサイン測定や意識レベルの確認、医師への報告も依頼します。医師が到着するまでは用手圧迫を継続します。穿刺部の再出血を起こした場合には用手圧迫止血しか止血できる方法はありませんので、根気強く圧迫を継続してください。また、血圧が高い場合やカテ中のヘパリンの影響により、出血が止まりにくい場合もあります。そのため、降圧剤の投与やヘパリンの拮抗薬であるプロタミン硫酸塩の投与なども、医師からの指示を確認します。

TIPS

・強すぎる圧迫は下肢の血行障害を起こす可能性があるため、脈圧が触知できる程度に圧迫する。
・穿刺部の疼痛や圧迫による刺激で迷走神経反射を起こす可能性があり、バイタルサイン・意識レベルに注意しよう。
・迷走神経反射の予防として、世間話や何気ない会話をすることで疼痛から注意を逸らすことも効果的である。

WORD

【圧迫止血】2021年9月30日に厚生労働省医政局長より出された「現行制度の下で実施可能な範囲におけるタスク・シフト／シェアの推進について」の中では、看護師の血管造影・画像下治療（IVR）の介助の中で、「看護師は、医師の指示の下、診療の補助として、造影剤の投与や治療修了後の圧迫止血等の行為を行うことが可能である」と書かれている。そのため、確実な圧迫止血ができるためにも技術を身に付けていく必要があると感じる。

文献

1）　厚生労働省．現行制度の下で実施可能な範囲におけるタスク・シフト／シェアの推進について．https://www.hospital.or.jp/pdf/15_20210930_01.pdf

枕子による圧迫法

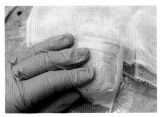
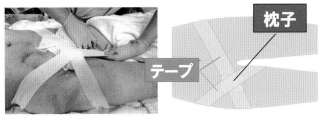

テープ

枕子

1. **用手圧迫を解除し、出血や血腫による腫脹がないか確認する。**
2. **問題がなければ、穿刺部を滅菌のドレッシング材で保護し、血管の刺入部と予測される場所に枕子を置く。**
3. **腸骨稜から枕子の上を通り穿刺側の大腿部まで伸縮性のある医療用テープで固定する。**

　枕子による圧迫の方法については以下の通りです。

1. 用手圧迫を解除し、出血や血腫による腫脹がないか確認します。

2. 問題がなければ、穿刺部を滅菌のドレッシング材で保護し、血管の刺入部（皮膚の穿刺部よりも中枢側）と予測される場所に枕子を置きます。

3. 腸骨稜から枕子の上を通り、穿刺側の大腿部まで伸縮性のある医療用テープで固定します。伸縮性のある医療用テープで固定する場合、テープで皮膚を引っ張ると皮膚障害の原因となります。そのため、腸骨稜などのテープのテンションがかかる部位についてはドレッシング材を貼用し、皮膚の保護に努めます。

4. テープ固定が完了したら、穿刺側の末梢動脈（足背動脈、後脛骨動脈）を触知し血流があるか確認します。長時間の枕子圧迫を行うと、下肢の血行障害、皮膚トラブル、静脈血栓症の原因となるため、止血完了後は速やかに枕子固定を解除してください。

WORD

[枕子] 販売されている製品もある。市販のものが使用できない場合は、ガーゼを丸めたものでも十分に代用できる。

動脈閉塞・塞栓症の予防

強すぎる圧迫止血や止血デバイスのトラブル・血栓形成などで末
梢動脈の閉塞を起こす危険性がある

- カテ前に末梢動脈のマーキングを行う
- 末梢の動脈触知の有無を確認する
- 触知できなければドップラー血流計で
  聴取可能かどうか確認
- 皮膚の色・冷感・しびれなどの観察も
  行う

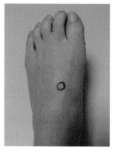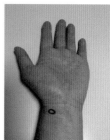

　強すぎる圧迫止血や止血デバイスのトラブル・血栓形成などで、末梢動脈の閉塞を起こす危険性があります。

・カテ前に末梢動脈のマーキングを行う。

・末梢の動脈触知の有無を確認する。

　　　カテ前に末梢動脈が触知できる部位にマーキングを行っておくと、カテ後に動脈閉塞・塞栓症の早期発見につながります。脈が触れなくなった場合には、動脈閉塞・塞栓症を起こしたことを疑うことができるからです。しかし、マーキングを行っていなければ脈が触れなくなった場合に、カテ前にどの位置で脈が触れていたのかわからなくなり異常に気付けるまで時間を要することがあります。また、穿刺部より末梢にマーキングを行う必要があります。橈骨動脈では止血デバイスなどにより脈の触知が困難となる場合が考えられ、できるだけ末梢でマーキングを行っておくと止血デバイスを避け、脈の触知ができます。

・触知できなければ、ドプラ血流計で聴取可能かどうか確認する。

　　　脈の触知が困難な弱い脈では、ドプラ血流計で聴取可能か確認します。また、簡易的な方法にはなりますが、パルスオキシメーターで正常な波形を認めることができれば血流があると考えることもできます。

・皮膚の色・冷感・しびれなどの観察も行う。

　　　脈の触知とともに皮膚の色・冷感・しびれなどの症状にも注意し観察しましょう。皮膚色が蒼白、チアノーゼ、冷感、しびれなどがある場合は止血が強すぎることが考えられます。そのままにしておくと皮膚障害や動脈閉塞・塞栓症の原因になることも考えられますので、医師に報告し、出血しない程度に圧迫をゆるめる等の対応をしましょう。

腎臓を守ろう

ヨード造影剤投与後

72時間以内に**血清クレアチニン値が**0.5mg/dL以上上昇または25%以上増加

⇨ 造影剤腎症（CIN：contrast induced nephropathy）**と診断**

CIN危険因子

高齢（≧70歳）
心不全発症（2週間以内）
腎機能低下
糖尿病
心不全の既往
不安定狭心症、非ST上昇型心筋梗塞
ST上昇型心筋梗塞
心原性ショック
心肺停止
貧血
IABP使用の有無

予防策

・ 造影剤はできるだけ少なく

・ 検査前後の補液

・ 腎毒性薬剤の中止

・ アルカリ化剤の投与

など

　造影剤は心臓カテーテル検査において必要不可欠な薬品ですが、投与することで悪影響もあります。ここでは造影剤による副作用の一つである造影剤腎症について考えていきたいと思います。

　造影剤の投与は腎臓にとって大きな負担となり、腎機能が低下してしまうことがあります。投与後72時間以内に血清クレアチニン値が0.5 mg/dL または25% 以上増加すると造影剤腎症と診断されます。通常3〜5 日後にピークとなり7〜14 日後に改善することが多いですが、さらに悪化して透析導入に至ることもあります。

　造影剤腎症にはなりやすいとされる危険因子がいくつかあり、注意が必要な項目は緊急症例、高齢（≧70歳）、腎機能低下（eGFR < 60）、糖尿病、貧血などになります。最大の予防策は造影剤使用量を低減することで、低減策としてサイドホールなしのガイディングカテーテルの使用、CT で冠動脈口の位置を事前に把握すること、IVUS の活用、マイクロカテーテルやエクステンションカテーテルを用いた選択的造影の活用などがあります。造影剤の尿中排泄には通常24 時間程度を要するため、腎不全患者への造影検査は短期間での頻回投与を避けるよう、間隔は十分に空けることが必要になります。また0.9%生理食塩液を造影検査の前後に輸液することも重要であり、緊急症例で事前に補液ができない場合には重炭酸ナトリウム（重曹）液による短時間輸液をされる場合もあります。その他にも内服中の腎毒性薬剤を中止したり尿の酸性化を抑えるためアルカリ化剤を使用したりすることも効果的と考えられています。

　造影剤腎症は予防策をとることが重要になります。そのため危険因子の有無などを事前に確認しておきスタッフ間で共有しておくことが大切です。

アレルギーから守ろう

アレルギーの初期症状

咳、くしゃみ、掻痒感、発疹、

顔面紅潮、眼球充血、嘔吐

「のどがイガイガする・・・」

重篤化すると…

気管支狭窄、喉頭浮腫

血圧低下、意識レベル低下

⬇

生命の危機

呼吸音聴診やSpO₂のモニタリングが重要

初期治療

A：Airwey	気道確保
B：Breathing	高流量酸素投与
C：Circulation	細胞外液の急速輸液
D：Decontamination	原因物質の除去
E：Epinephrin	アドレナリン投与

- アドレナリン0.01mg/kgを直ちに筋注する
- 1mgのプレフィルドシリンジ製剤は半分捨てて即筋注

- 投与量は成人：0.5mg、小児：0.3mg
- 大腿部中央の前外側に筋注する
- 静注は不整脈・高血圧・脳出血などの有害作用を起こすことがあるため心停止以外では推奨されない
- 効果がない場合は5～15分毎に繰り返し投与する
- βブロッカー内服中ではアドレナリンに抵抗性を示すことがあるため、アドレナリン投与後も効果が乏しい場合はグルカゴン投与を行う。

心臓カテーテルは造影剤を使用する検査・治療であり、造影剤に対するアレルギー反応（アナフィラキシー様反応）に注意が必要です。初期症状では、咳やくしゃみ、掻痒感、発疹、顔面紅潮、眼球充血、嘔吐などがあり、カテ室ではしばしば「のどがイガイガする」と訴えられる患者もいます。重症化すると血圧低下、気管支狭窄・喉頭浮腫による呼吸困難、意識障害、心停止に陥る場合もあり大変危険です。そのため、造影剤の使用歴やアレルギーの既往（造影剤、薬剤、食物）、気管支喘息の既往などの危険因子を把握するとともに、初期症状に早く気づき早期対応を行う必要があります。重篤なアレルギー反応を起こした場合には、原因物質の曝露から心停止に至るまでの時間は、薬剤・造影剤で5分といわれています。そのため、造影剤投与後できるだけ早いタイミングで声かけを行うことや、表情、皮膚色を含めた注意深い観察が必要です。

TIPS

[初期治療]

A Airwey：気道確保……喉頭浮腫により気管支狭窄を起こす危険性がある。そのため、確実な気道確保と高流量酸素投与が必要である。喉頭浮腫が進行すると気管挿管も困難となることがあり、呼吸状態が保てない場合は早めに気管挿管を行う。

B Breathing：流量酸素投与

C Circulation：細胞外液の急速輸液……アレルギー反応によって末梢血管の拡張が起こる。それによって血圧は低下し十分な血行動態が保てなくなるため、細胞外液の急速輸液を行う。

D Decontamination：原因物質の除去……心臓カテーテルの場合では原因物質と考えられる造影剤を使用しないことはもちろん、カテーテル内の造影剤も速やかに吸引し、原因物質である造影剤がこれ以上体内に入らないようにする。

E Epinephrin：アドレナリン投与……アドレナリンはα₁作用として血管収縮、β₁作用として心収縮力増加・心拍数増加、β₂作用として気管支拡張の効果があり、アレルギー反応への治療には最も効果的な薬剤である。そのため、速やかに投与を行うことで症状の改善が見込まれる。

ワゴトニー（迷走神経反射）から守ろう

**ストレス、強い疼痛、排泄、腹部内臓疾患などによる刺激がきっかけ
となり、副交感神経優位の状態となることで血圧低下や徐脈を引き
起こします。**

ワゴトニーの自覚症状

ボーとする
吐き気がする
あくびが出る
急に眠くなる
視野が少しずつぼやけていく

⬇

徐脈
血圧低下
悪心
嘔吐

ワゴトニーの対応

徐脈時：アトロピン0.5mg静注
血圧低下時：大量輸液
生理食塩液またはリンゲル液を点滴静注

◆ **ワゴトニーを起こすような疼痛がある場合
には穿刺部の血腫や血管の機械的損傷な
ど、他の合併症が潜んでいる場合があるた
め注意が必要です**

ワゴトニー（迷走神経反射）とは、ストレス、強い疼痛、排泄、腹部内臓疾患などによる刺激が迷走神経求心枝を介して、脳幹血管運動中枢を刺激し、副交感神経優位の状態となることで心拍数の低下や血管拡張による血圧低下などをきたす生理的反応のことをいいます。特に、過度な緊張や不安・痛みなどのストレスをきっかけに起こすことが多く、カテ室では、穿刺時や圧迫止血を行っているときに見られることがあります。緊張や不安などの精神的な誘因も大きく関係しており、傾聴や声掛けなどにより不安を軽減することがワゴトニー予防の第一歩となります。

自覚症状としては、ボーッとする、吐き気がする、あくびが出る、急に眠くなる、視野が少しずつぼやけていくなどがあり、徐脈・血圧低下・悪心・嘔吐などの症状が出現します。

対応については、徐脈を認めたときはすぐに患者に咳払いをしてもらい、これによって一時的に脈拍数を上げることができます。しかし、持続性はないためアトロピン0.5 mg を準備し静注を行います。血圧低下時には、生理食塩液またはリンゲル液を急速に点滴静注し、血行動態の安定をはかります。

TIPS

ワゴトニーを起こすような疼痛がある場合には、穿刺部の血腫や血管の機械的損傷など、他の合併症が潜んでいる場合があるため注意が必要である。

WORD

[アトロピン] アトロピンは副交感神経遮断作用があり、速やかに脈拍数を上昇させることができる。

医療安全

タイムアウト

ある時点で一時全ての作業を中止し、今回の手術について
確認する作業

カテ室でのタイムアウトの内容

入室時

① 担当者が挨拶を行う
② 患者本人の同定
　　氏名・生年月日
　　検査・治療内容の確認
　　リストバンド・病院IDの確認
③ 同意書・説明書の確認
④ 装飾品・義歯などがないか
⑤ 身体的・精神的な状況
⑥ アレルギーの有無
⑦ 持参薬

穿刺前

① 患者氏名・病院IDの確認
② 穿刺部位、消毒部位
③ 検査・治療内容
④ 薬剤の確認
⑤ 身体的・精神的な状況
⑥ アレルギーの有無
⑦ 各種機器の作動状況
⑧ 検査データ

　タイムアウトは、医療事故や手術ミスを防ぐための安全対策として導入されるようになりました。手術前に患者確認や手術部位の確認を行うことで、患者の取り間違えや誤った手術を行うリスクを減少させるためです。

　カテ室でのタイムアウトの例をお示しします。

　まず入室時には、①担当者が名前を名乗り挨拶を行います。②患者本人の同定として氏名・生年月日、検査・治療内容をどのように聞いているか患者本人に言っていただきます。リストバンド・病院 ID の確認を医療者が行い、患者の取り間違い防止に努めます。③同意書・説明書の確認については電子カルテに取り込まれている場合には事前に確認しておくとよいでしょう。④装飾品・義歯などは事前に外してきていただきますが、入室前に再度確認を行います。メガネについては、転倒・転落予防のためカテ台に横になってから外し、補聴器については、カテ中もコミュニケーションが取れるよう装着してカテを受けていただきます。⑤身体的・精神的な苦痛の有無については、難聴や腰痛、不安や認知力の低下などカテを行ううえで障害や苦痛となりそうなことを確認します。内シャントや点滴、尿道カテーテルなどもここで確認します。⑥アレルギーの有無については造影剤だけではなく、喘息やラテックスなど幅広く確認します。⑦持参薬は病棟スタッフから申し送りをもらい、抗血小板薬の内服なども確認します。

　穿刺前には、入室前に得た情報を医師、メディカルスタッフと共有します。患者氏名・病院ID の確認では特に機器へ入力されている氏名が間違っていないか確認しておきます。医師からは治療戦略、使用予定の機器、メディカルスタッフからは機器の作動状況、血液検査、心電図、冠動脈 CT などの結果についてもチーム全体で共有・確認を行います。

医療安全

薬剤投与時の確認

ダブルチェックの方法

- 1人が 1 回目のチェックと 2 回目のチェックの間に時間を空ける
- 2 人で同時に確認
- 1人が確認後、2 人目が再度確認

指さし呼称確認

誤りの確率が6分の1になる

※2名で100％の確認をするのではなく、
一人ひとりが100％（200％）の確認をする

与薬の6R

Right patient	正しい患者
Right drug	正しい薬物
Right purpose	正しい目的
Right dose	正しい用量
Right route	正しい方法
Right time	正しい時間

　カテ室での薬剤投与は、医師からの口頭指示がほとんどであり、また看護師もカテ室の中に 1 名しか配置のない施設も多く薬剤の確認が難しい状況です。その中で、薬剤のダブルチェックの方法もいくつかあり、カテ室で実施可能な例を 3 つ挙げます。

・1 人で確認する場合、1 回目のチェックと 2 回目のチェックの間に時間を空ける

　1 人でダブルチェックを行う方法です。同じ人がチェックしますが、時間的な差を設け間違いがないか確認します。

・2 人で同時に確認

　最も一般的な方法で、薬剤を別々の人が同時に確認します。医師から口頭で指示された直後に確認し、すぐに投与できます。

・1 人が確認後、2 人目が再度確認

　別々の人が時間的な差を設け確認する方法です。ただし、医師からの指示自体を 2 人目が確認できるようにしておく必要があります。

　このようにさまざまな方法がありますが、看護師だけではなくその他のメディカルスタッフの協力を得ながら、各施設の環境に合わせた確認を行うようにしてください。

　確認の内容については、「与薬の 6R」で行います。「与薬の 6R」とは、正しい患者、正しい薬物、正しい目的、正しい用量、正しい方法、正しい時間の 6 項目で、ダブルチェックの際に確認します。つまり、薬剤の効果や用量、投与方法を看護師だけではなく、一緒にダブルチェックをするメディカルスタッフも知っておく必要があります。

WORD

[指さし呼称] 指さし呼称とは、操作・確認対象を「指さし」、名前を「呼称して」確認する一連の作業である。これを行うことで誤りの確立が 6 分の 1 になるといわれている。

文献
1）江口正信. 新訂版 根拠から学ぶ基礎看護技術. 東京, サイオ出版, 2015, 232p.

医療安全

感染対策

新型コロナウイルス感染症（COVID-19）の蔓延に伴い、カテ室での感染対策についても再検討された

カテ室の特長

- 感染症であっても、急性冠症候群に対する対応、あるいは重症例に対するECMO挿入等で心臓カテーテル室が使用されることが考えられる
- 通常患者への感染予防の観点から陽圧換気であり、感染予防には適していない

エアロゾル感染リスクが高い場合の対応

- 気管挿管はカテ室入室前に陰圧空調個室などで行っておく
- NPPVは使用しない
- カテ室内に入室するスタッフは、N95マスク、フェイスシールドまたはゴーグル、キャップ、ガウン、手袋が必須である
- 入室するスタッフは業種ごとに最低限の人数とする
- 環境の高濃度汚染を防ぐ

感染症であっても急性冠症候群に対する対応、あるいは重症例に対するECMO挿入等で心臓カテーテル室が使用されることがあることや、通常患者への感染予防の観点から陽圧換気となっていることが多く、感染拡大防止と医療従事者を感染から守るための対策が必要です。

【エアロゾル感染リスクが高い場合の対応】

・気管挿管はカテ室入室前に陰圧空調個室などで行っておきましょう…呼吸状態の悪い患者に対する気管挿管はエアロゾル発生のリスクが高いため、感染対策が行われている陰圧空調個室で実施することが望ましいとされています。挿管後はHEPAフィルターを使用した閉鎖回路の人工呼吸器に直ちに接続します。

・NPPVの使用は避けましょう…フェイスマスクからのリークにより容易にエアロゾル発生を起こします。そのため、カテーテル治療を行う患者にNPPVは使用しないようにします。

・カテ室内に入室するスタッフは、N95マスク、フェイスシールドまたはゴーグル、キャップ、ガウン、手袋の装着が必要です…N95マスクは事前にフィットテストおよびシールチェックを行っておきましょう。また、脱衣時の感染リスクが高いとされているため、個々がPPEでの着脱に精通していることは最も重要です。

・入室するスタッフは、業種ごとに最低限の人数としましょう

・環境の高濃度汚染を防ぎましょう…カテ室では接触感染に留意する必要があり、ディスポーザブルシートを患者の下に敷くなどして、環境の高濃度汚染を防止します。可能であれば、感染症患者の治療をその日の最後に行い、使用後は一定時間給気と排気を調整し換気を行います。またカテ室使用後は、次亜塩素酸ナトリウム含有のクロスなどで十分な環境除染を行ってください。

文献
1）日本心血管インターベンション学会．新型コロナウイルス感染拡大下の心臓カテーテル室における感染対策に対する提言．2020年4月20日 第二報．https://www.cvit.jp/files/news/2020/0421.pdf

LECTURE 7

略語集

略語一覧

A

AA	aneurysm ascending aorta	上行大動脈瘤
AA	aortic atresia	大動脈閉鎖
AAA	abdominal aortic aneurysm	腹部大動脈瘤
AAD	acute aortic dissection	急性大動脈解離
AAE	annulo aortic ectasia	大動脈弁輪拡張
AAO	acute arterial occlusion	急性動脈閉塞
AAS	aortic arch syndrome	大動脈弓症候群
AB	atrial branch	心房枝
ABE	acute bacterial endocarditis	急性細菌性心内膜炎
ABI	ankle brachial index	足関節上腕血圧比
ABPM	ambulatory blood pressure monitoring	24時間自由行動下血圧測定
Abs.PV	absence of pulmonaly valve	肺動脈弁欠損症
AC	atrial circumflex branch	心房回旋枝
ACC	American College of Cardiology	米国心臓学会
ACE	angiotensin converting enzyme	アンジオテンシン変換酵素
ACHD	adult congenital heartdisease	成人先天性心疾患
ACLS	advanced cardiovascular life support	二次救命処置
ACP	advance care planning	アドバンス・ケア・プランニング
ACS	acute coronary syndrome	急性冠症候群
ACT	activated coagulation time	活性化凝固時間
ADHF	acute decompensated heart failure	急性非代償性心不全
ADL	activities of daily livings	日常生活動作
AED	automated external defibrillator	自動体外式除細動器
AF	atrial fibrillation	心房細動
AF	atrial flutter	心房粗動
AFS	amputation free survival	大切断回避生存
AHA	American Heart Association	米国心臓協会
AHD（ASHD）	arteriosclerotic heart disease	動脈硬化性心疾患
AHF	acute heart failure	急性心不全
AHI	apnea hypopnea index	無呼吸低呼吸指数
AIOD	aortoiliac occlusive disease	大動脈腸骨動脈疾患
AIVR	accelerated ideoventricular rhythm	促進心室固有調律
AKI	acute kidney injury	急性腎障害
ALT	alanine aminotransferase	アラニンアミノ基転移酵素 (GPT)
AM	acute marginal branch	鋭縁枝
AMI	acute myocardial infarction	急性心筋梗塞
ANP	atrial natriuretic peptide	心房性ナトリウム利尿ペプチド
Aneu SV	aneurysm of sinus of Valsalva	バルサルバ洞動脈瘤
Ao	aorta	大動脈
AOD	arterial occulusive disease	動脈閉塞性疾患
AP	angina pectoris	狭心症
APC	atrial premature contraction	心房性期外収縮
APE	acute pulmonary embolism	急性肺塞栓症
APH	apical hypertrophic cardiomyopathy	心尖部肥大型心筋症
APTT	activated partial thromboplastin time	活性化部分トロンボプラスチン時間
APW	aorto-pulmonaly window	大動脈中隔欠損
AR	aortic regurgitation	大動脈弁閉塞不全・大動脈弁逆流

ARB	angiotensin II receptor blocker	アンジオテンシン II 受容体遮断薬
ARNI	angiotensin receptor neprilysin inhibitor	アンジオテンシン受容体／ネプリライシン阻害薬
ARVC	arrhythmogenic right ventricular	不整脈原性右室心筋症
AS	aortic stenosis	大動脈弁狭窄
ASD	atrial septal defect	心房中隔欠損
ASH	asymmetric septal hypertrophy	非対称性心室中隔肥大
ASO	arteriosclerosis obliterans	閉塞性動脈硬化
ASR	aortic stenosis and regurgitation	大動脈弁狭窄兼逆流症
AST	acute stent thrombosis	急性ステント血栓症
AST	aspartate aminotransferase	アスパラギン酸アミノ基転移酵素 (GOT)
ASV	adaptive servo-ventilation	適応補助換気
ASVD	anomalous systemic venous drainage	体静脈還流異常
AT	acute stent thrombosis	急性ステント血栓症
AT	atrial tachycardia	心房頻拍
ATA	anterior tibial artery	前脛骨動脈
ATL	acute thrombotic limb ischemia	急性血栓性下肢動脈閉塞
AV	aortic valve	大動脈弁
AVB	atrioventricular block	房室ブロック
AVD	atrioventricular dissociation	房室解離
AVF	arteriovenous fistula	動静脈瘻
AVM	arteriovenous malformation	動静脈奇形
AVN	atrioventricular nodal branch	房室結節枝
AVNRT	atrioventricular nodal reentrant tachycardia	房室結節回帰性頻拍
AVP	aortic valve prolapse	大動脈弁逸脱
AVR	aortic valve replacement	大動脈弁置換術

B

BAV	balloon aortic valvuloplasty	バルーン大動脈弁形成術
BAV	bicuspid aortic valve	大動脈二尖弁
BE	base excess	塩基過剰 (余剰)
BES	balloon-expandable stent	バルーン拡張型ステント
BES	biolimus eluting stent	バイオリムス溶出ステント
BIPAP	biphasic positive airway pressure	二相性陽圧換気
BLS	basic life support	一次救命処置
BMI	body mass index	肥満指数
BMS	bare metal stent	金属ステント
BNP	brain natriuretic peptide	脳性ナトリウム利尿ペプチド
BPA	balloon pulmonary angioplasty	バルーン肺動脈形成術
BRS	Bioresorbable scaffold	生体吸収性スキャフォールド
BTA	below the ankle	足関節以下
BTK、BK	below the knee	膝下
BTR	bridge to recovery	心機能回復までのブリッジ
BTS	brady-tachycardia syndrome	徐脈頻脈症候群
BTT	bridge to transplantation	心臓移植への橋渡し
BVAD（BVAS）	biventricular assist device（biventricular assist system）	両心補助装置
BVS	bioresorbable vascular scaffold	生体吸収性スキャフォールド

C

C/A、CoA	coactation of the aorta	大動脈縮窄
CA	coeliac artery	腹腔動脈

CA	common atria	単心房心
CAA	coronary artery aneurysm	冠状動脈瘤
CABG	coronary artery bypass graft	冠動脈バイパス術
CAD	chronic aortic dissection	慢性大動脈解離
CAD	coronary artery disease	冠動脈疾患
CAG	coronary angiography	冠動脈造影
CAL	coronary artery lesions	冠動脈病変
CAO	chronic arterial occulusion	慢性動脈閉塞
CART	controlled antegrade retrograde tracking	CTO通過テクニックのひとつ
CAS	carotid artery stenting	頸動脈ステント留置術
CAS	coronary angioscopy	冠動脈内視鏡
CAVB	complete AV block	完全房室ブロック
CAVF	coronary arteriovenous fistula	冠動静脈瘻
CAVO	common atrioventricular orifice	共同（共通）房室口症
CB	conus branch	円錐枝
CCE	cholesterol crystal embolization	コレステロール結晶塞栓
CCHD	cyanotic congenital heart disease	チアノーゼ性先天性心疾患
CCI	chronic coronary insufficiency	慢性冠状動脈不全
CCM	congestive cardiomyopathy	うっ血性心筋症
CCTA	coronary computed tomography angiography	冠動脈CT 血管造影
CCU	coronary care unit	冠動脈疾患集中治療室
CDC	Centers for Disease Control and Prevention	米国疾病予防管理センター
CDT	catheter directed thrombolysis	経カテーテル血栓溶解療法
CEA	carotid endarterectomy	頸動脈内膜剥離術
CFA	common femoral artery	総大腿動脈
CFR	coronary flow reserve	冠血流予備能
CHD	congenital heart disease	先天性心疾患
CHD	coronary heart disease	冠動脈性心疾患
CHD	continuous hemodialysis	持続血液透析
CHDF	continuos hemodiafiltration	持続血液透析濾過法
CHF	congestive heart failure	うっ血性心不全
CHF	continuous hemo-filtration	持続血液濾過
CI	cardiac index	心係数
CIA	common iliac artery	総腸骨動脈
CIEDs	cardiac implantable electronic devices	心臓植込みデバイス
CIN	contrast induced nephropathy	造影剤腎症
CK	creatine kinase	クレアチンキナーゼ
CKD	chronic kidney disease	慢性腎臓病
CLBBB	complete left bundle branch block	完全左脚ブロック
CLI	critical limb ischemia	重症下肢虚血
CMR	cardiovascular magnetic resonance	心血管磁気共鳴
CO	cardiac output	心拍出量
COPD	chronic obstructive pulmonary disease	慢性閉塞性肺疾患
CP	constrictive pericarditis	収縮性心膜炎
CPAOA	cardiopulmonary arrest on arriva	来院時心肺停止
CPAP	continuous positive airway pressure	持続的陽圧呼吸
CPEO	chronic progressive external ophthalmoplegia	慢性進行性外眼筋麻痺症候群
CPO	cardiac power output	心臓の力強さ（パワー）を表す血行動態指標
CPR	cardio-pulmonary resuscitation	心肺蘇生法
CRBBB	complete right bundle branch block	完全右脚ブロック

CRP	C-reactive protein	C反応性蛋白
CRRT	continuous renal replacement therapy	持続的腎代替療法
CRT	cardiac resynchronization therapy	心臓再同期療法
CRT-D	cardiac resynchronization therapy defibrillator	両室ペーシング機能付き植込み型除細動器
CS	clinical scenario	クリニカルシナリオ
CSA	central sleep apnea	中枢性睡眠時無呼吸
CSNRT	corrected sinus node recovery time	修正洞結節回復時間
CSR	Cheyne-Stokes respiration	チェーン・ストークス呼吸
CT	computed tomography	コンピュータ断層撮影
CTEPH	chronic thromboembolic pulmonary hypertension	慢性肺血栓塞栓性肺高血圧
CTR	cardiothoracic ratio	心胸郭比
CTO	chronic total occulusion	慢性完全閉塞
CVD	cardiovascular diease	心血管疾患
CVP	central venous pressure	中心静脈圧

D

D	diagonal branch	対角枝
D-HCM	dilated phase of hypertrophic cardiomyopathy	拡張相肥大型心筋症
DAA	dissecting aortic aneurysm	解離性大動脈瘤
DAPT	dual antiplatelet therapy	抗血小板薬2剤併用
DC	direct current〈DC〉defibrillator	直流除細動器
DCA	directional coronary atherectomy	方向性冠動脈粥腫切除術
DCB	drug-coated balloon	薬剤コーティングバルーン
DCM	dilated cardiomyopathy	拡張型心筋症
DCRV	double-chambered right ventricle	右室二腔症
DEB	drug-eluting balloon	薬剤溶出バルーン
DES	drug eluting stent	薬剤溶出ステント
DFA	deep femoral artery	大腿深動脈
DHA	docosahexaenoic acid	ドコサヘキサエン酸
DL(HL)	dyslipidemia(hyperlipemia)	脂質異常症
DM	diabetes mellitus	糖尿病
DOAC	direct oral anticoagulant	直接経口抗凝固薬
DPC	diagnosis procedure combination	診断群分類包括評価
DPTI	diastolic pressure time index	心筋酸素供給の指標
DSA	digital subtraction angiography	デジタルサブトラクション血管造影
DSE	dobutamine stress echocardiography	ドブタミン負荷心エコー検査
DTBT	door to balloon time	病院到着から初回バルーン拡張までの時間
DVD(2VD)	double vessel disease(two vessel disease)	冠動脈2枝病変
DVT	deep vein thrombosis	深部静脈血栓

E

EAP、EA	effort angina (pectoris)	労作性狭心症
EBM	evidence based medicine	科学的根拠に基づく医療
Ebs-M	Ebstein's malformaion	エプスタイン奇形
ECC	emergency cardiovascular care	緊急心血管治療
ECD	endocardial cushion defect	心内膜床欠損症
ECG	electrocardiogram	心電図
ECMO(ECLA)	extra corporeal membrane oxygenator (extra corporeal lung assist)	体外式膜型人工肺

ECPR	extracorporeal cardiopulmonary resuscitation	体外循環式心肺蘇生
EDP	end diastolic pressure	拡張末期圧
EDV	end diastolic volume	拡張末期容積
EEM	external elastic membrane	外弾性板
EES	everolimus-eluting stent	エベロリムス溶出ステント
EF	ejection fraction	駆出率
eGFR	estimated glomerular filtration rate	推定糸球体濾過値
EH	essential hypertension	本態性高血圧
EIA	external iliac artery	外腸骨動脈
ELCA	excimer laser coronary angioplasty	エキシマレーザー冠動脈形成術
EPA	eicosapentanoic acid	エイコサペンタエン酸
EPS	electrophysiologic study	電気生理学的検査
ER	emergency room	救急室
ESBL	extended-spectrum β-lactamase	基質特異性拡張型βラクタマーゼ
ESC	European Society of Cardiology	欧州心臓病学会
EST	early stent thrombosis	早期ステント血栓症
ESV	end systolic volume	収縮末期容積
EVR	endocardial viability ratio	心内膜生存比
EVT	endovascular treatment	血管内治療

F

FFR	fractional flow reserve	冠血流予備量比
FH	family hyperlipemia	家族性高脂血症
FL	false lumen	偽腔
FM	functional murmur	機能性心雑音
FMD	fibromuscular dysplasia	線維筋性異形成
FPA	femoralpopliteal artery	大腿膝窩動脈
FRP	functional refractory period	機能的不応期

G

GEA	gastroepiploic artery	胃大網動脈
GCS	Glasgow Coma Scale	グラスゴーコーマスケール（意識レベル評価）

H

hANP	human atrial natriuretic peptide	ヒト心房性ナトリウム利尿ペプチト
HBR	high breeding risk	高出血リスク
HCM	hypertrophic cardiomyopathy	肥大型心筋症
HCVD	hypertensive cardiovascular disease	高血圧性心血管症
HD	hemodialysis	血液透析
HDF	hemodiafiltration	血液濾過透析
HDL-C	high density lipoprotein cholesterol	高比重リポ蛋白コレステロール
HF	heart failure	心不全
HF	hemofiltration	血液濾過
H-FABP	heart type fatty acid binding protein	ヒト心臓由来脂肪酸結合蛋白
HFmrEF	heart failure with mid-range ejection fraction	左室駆出率が軽度低下した心不全
HFpEF	heart failure with preserved ejection fraction	左室駆出率の保たれた心不全
HFrecEF	heart failure with recovered ejection fraction	左室駆出率が改善した心不全
HFrEF	heart failure with reduced ejection fraction	左室駆出率の低下した心不全
HHD	hypertensive heart disease	高血圧性心疾患
HIT	heparin induced thrombocytopenia	ヘパリン起因性血小板減少症

HNCM	hypertrophic nonobstructive cardiomyopathy	非閉塞性肥大型心筋症
HOCM	hypertrophic obstructive cardiomyopathy	閉塞性肥大型心筋症
HR	heart rate	心拍数
NSAIDs	nonsteroidal ant-iinflammatory drugs	非ステロイド系抗炎症薬
HTN、HT	hypertension	高血圧
HVD	hypertensive vascular disease	高血圧性血管疾患

I

IABP	intra aortic balloon pumping	大動脈内バルーンポンプ
IART	intra-atrial reentrant tachycardia	心房内リエントリー性頻拍
ICD	implantable cardioverter defibrillator	植込み型除細動器
ICE	intra cardiac echocardiography	心腔内超音波
ICM	idiopathic cardiomegaly	特発性心拡大
ICM	ischemic cardiomyopathy	虚血性心筋症
ICS	iliac compression syndrome	腸骨静脈圧迫症候群
ICT	intracoronary thrombosis	冠動脈血栓溶解療法
ICU	intensive care unit	集中治療室
IE	infective endocarditis	感染性心内膜炎
IEM	internal elastic membrane	内弾性板
iFR	instantaneous wave-free ratio	瞬時血流予備量比
IHD	ischemic heart disease	虚血性心疾患
IHSS	idiopathic hypertrophic subaortic stenosis	特発性肥厚性大動脈弁下狭窄
IIA	internal iliac artery	内腸骨動脈
IMA(ITA)	internal mammary artery(internal thoracic artery)	内胸動脈
IMD	idiopathic myocardial disease	特発性心筋症
IRBBB	incomplete right bundle branch block	不完全右脚ブロック
ISA	incomplete stent apposition	ステント不完全圧着
ISDN	isosorbide dinitrate	硝酸イソソルビド
ISO	instent occlusion	ステント内閉塞
ISR	instent restenosis	ステント内再狭窄
IST	inappropriate sinus tachycardia	不適切洞頻脈
IVC	inferior vena cava	下大静脈
IVCF	inferior vena cava filter	下大静脈フィルター
IVUS	intravascular ultrasound	血管内超音波

J

JCS	Japan Coma Scale	ジャパンコーマスケール（意識レベル評価）

K

KBT	kissing balloon technique	キッシングバルーンテクニック
KGT	King Ghidorah technique	キングギドラテクニック

L

LA	left atrium	左房
LAD	left anterior descending artery	左前下行枝
LAD	left axis deviation	左軸偏位
LAO	left anterior oblique	左前斜位
LAP	low-attenuation plaque	低輝度減衰粥腫
LBBB	left bundle branch block	左脚ブロック
LCA	left coronary artery	左冠動脈

LCC	left coronary cusp	左冠尖
LCP	lipid core plaque	脂質コアプラーク
LCX	left circumflex artery	左回旋枝
LDH	lactate dehydrogenase	乳酸脱水素酵素
LDL-C	low density lipoprotein cholesterol	低比重リポ蛋白コレステロール
LGL-S	Lown-Ganong-Levine syndrome	LGL症候群
LHF	left heart failure	左心不全
LISA	late incomplete stent apposition	遅発性ステント不完全圧着
LLL	late lumen loss	遅発性内腔損失
LMT、LM	left main trunk	左冠動脈主幹部
LMTD	left main trunk disease	左冠動脈主幹部病変
LOS	low output syndrome	低心拍出量症候群
LP	late potential	遅延電位
LRSh	left to right shunt	左右短絡
LST	late stent thrombosis	遅発性ステント血栓症
LV	left ventricle	左室
LVAD（LVAS）	left ventricular assist device（left ventricular assist system）	左心補助人工心臓
LVEF	left ventricular ejection fraction	左室駆出分画率
LVFWR	left ventricular free wall rupture	左室自由壁破裂
LVG	left ventriculography	冠動脈造影
LVH	left ventricular hypertrophy	左室肥大
LVNC	left ventricular noncompaction cardiomyopathy	左室緻密化障害
LVOTO	left ventricular outflow tract obstruction	左室流出路閉塞

M

MACCE	major adverse cardiac and cerebrovascular events	主要有害心脳血管イベント
MACLE	major adverse cardiovascular and limb events	主要有害心血管下肢イベント
MACE	major adverse cardiac events	主要有害心血管イベント
MAE	major adverse event	主要有害事象
MALE	major adverse limb event	主要有害下肢イベント
MAPCA	major aorto-pulmonary collateral artery	主要大動脈肺動脈側副動脈
MCLS	mucocutaneous lymphnode syndrome	皮膚粘膜リンパ節症候群（川崎病）
MCS	mechanical circulatory support	機械的循環補助
MDRP	multidrug-resistant Pseudomonas aeruginosa	多剤耐性緑膿菌
MIH	multiple inter-strut hallow	ステントストラット間の多数の窪み
MI	myocardial infarction	心筋梗塞
MICS	minimally invasive cardiac surgery	小切開心臓手術
MLA	minimal lumen area	最小血管面積
MLD	minimal lumen diameter	最小血管径
MNMS	myonephropathic metabolic syndrome	筋腎代謝症候群
MOF	multiple organ failure	多臓器不全
MR	mitral regurgitation	僧帽弁逆流
MRA	mineralocorticoid receptor antagonist	ミネラルコルチコイド受容体拮抗薬
MRI	magnetic resonance imaging	磁気共鳴像
MRSA	methicillin-resistant Staphylococcus aureus	メチシリン耐性黄色ブドウ球菌
MS	mitral stenosis	僧帽弁狭窄症
MSA	minimal stent area	最小ステント面積
MSR	mitral stenosis and regurgitation	僧帽弁狭窄兼逆流症

MSSA	methicillin-susceptible Staphylococcus aureus	メチシリン感受性黄色ブドウ球菌
MVO	midventricular obstruction	心室中部閉塞
MVP	mitral valve prolapse	僧帽弁逸脱症
MVP	mitral valve plasty	僧帽弁形成術
MVR	mitral valve replacement	僧帽弁置換術

N

NA	necrotizing angitis	壊死性血管炎
NCA	neurocirculatory asthenia	神経循環無力症
NCC	noncoronary cusp	無冠尖
NCCHD	noncyanotic congenital heart disease	非チアノーゼ性先天性心疾患
NIBP	non-invasive blood pressure	非観血血圧
NNT	number needed to treat	治療必要数
NOMI	non-occlusive mesenteric ishchemia	非閉塞性腸管虚血
NQMI	non-Q wave myocardial infarction	非Q波心筋梗塞症
NPPV	noninvasive positive pressure ventilation	非侵襲的陽圧換気
NSAID	nonsteroidal antiinflammatory drug	非ステロイド系抗炎症薬
NSTE-ACS	non-ST-elevation ACS	非ST上昇型急性冠症候群
NSTEMI	non-ST-elevation myocardial infarction	非ST上昇型心筋梗塞症
NSVT	non-sustained ventricular tachycardia	非持続性心室性頻拍症
NTG	nitroglycerin	ニトログリセリン
NT-proBNP	N-terminal pro-brain natriuretic peptide	N末端プロ脳性ナトリウム利尿ペプチド
NYHA	New York Heart Association	ニューヨーク心臓協会

O

OAC	oral anticoagulants	経口抗凝固薬
OCT	optical coherence tomography	光干渉断層法
OFDI	optical frequency domain imaging	光干渉断層法
OHCA	out-of-hospital cardiac arrest	院外心停止
OM	obtuse marginal branch	鈍縁枝
OMI	old myocardial infarction	陳旧性心筋梗塞
OMT	optimal medical therapy	至適薬物治療
OSA	obstructive sleep apnea	閉塞型睡眠時無呼吸

P

PA	peroneal artery	腓骨動脈
PA	pulmonary artery	肺動脈
PAC	premature atrial contraction	心房性期外収縮
PAC	pulmonary artery catheter	肺動脈カテーテル
PAD	peripheral arterial disease	末梢動脈疾患
PAH	pulmonary arterial hypertension	肺動脈性肺高血圧症
PAOD	peripheral arterial occlusive disease	末梢動脈閉塞性疾患
PAPVR	partial anomalous pulmonary venous return	部分肺動脈還流異常
PAT	paroxysmal atrial tachycardia	発作性心房性頻拍
PAVF	pulmonary arteriovenous fistula	肺動静脈瘻
PCI	percutaneous coronary intervention	冠動脈治療＝PTCA
PCPS	percutaneous cardioplumonary support	経皮的心肺補助
PCWP	pulmonary capillary wedge pressure	肺動脈楔入圧
PD	posterior descending branch	後下行枝
PDA	patent ductus arteriosus	動脈管開存

PDE	phosphodiesterase	ホスホジエステラーゼ
PE	pulmonary embolism	肺塞栓
PEA	pulmonary endarterectomy	肺動脈血栓内膜摘除術
PEA	pulseless electrical activity	無脈性電気活動
PEEP	positive end expiratory pressure	呼気終末陽圧
PES	paclitaxes-eluting stent	パクリタキセル溶出ステント
PFO	patent foramen ovale	卵円孔開存
PH	pulmonary hypertension	肺高血圧
PHB	peri medial high echoic band	中膜周囲高輝度エコー帯
PHQ	patient health questionnaire	患者健康質問票
PIT	pulse infusion thrombolysis	パルス注入血栓溶解療法
PL	posterolateral branch	後側壁枝
PLE	protein-losing enteropathy	蛋白漏出性腸症
PLLA	poly-L-lactic acid	ポリ-L-乳酸
PLSVC	patent left superior vena cave	左上大静脈遺残
PMD	primary myocardial disease	特発性心筋症
PMDA	Pharmaceutical and Medical Devices Agency	医薬品医療機器総合機構
PMI	perioperative myocardial infarction	術中心筋梗塞
PMI	pacemaker implatation	ペースメーカ植込み術
PMR	papillary muscle rupture	乳頭筋破裂
PN	periarteritis nodosa	結節性動脈周囲炎
POBA	percutaneous old balloon angioplasty	経皮的古典的バルーン血管形成
POT	proximal optimisation technique	分岐部ステント近位部最適化法
PPH	primary pulmonary hypertension	原発性肺高血圧
PPI	percutaneous peripheral intervention	末梢血管カテーテル治療術
PPI	proton pump inhibitor	プロトンポンプ阻害薬
PPS	pure pulmonary stenosis	鈍型肺動脈弁狭窄
PR	pulmonary regurgitation	肺動脈弁逆流
PS	pulmonary stenosis	肺動脈弁狭窄
PSI	pulmonary stenosis and insufficiency	肺動脈弁狭窄兼閉鎖不全症
psi	pound per square inch	ポンド/1平方インチ
PSS	peri stent contrast staining	ステント周囲造影剤染み出し
PSV	pressure support ventilation	圧支持換気
PSVT	paroxysmal supraventricular tachycardia	発作性上室性頻拍症
PTA	persistent truncus arterlosus	総動脈幹遺残
PTA	posterior tibial artery	後脛骨動脈
PTAV	percutaneous transluminal aortic	大動脈弁＝BAV
PTCA	percutaneous transluminal coronary angioplasty	冠動脈形成術
PTCRA	percutaneous transluminal coronary rotational ablation	高速回転式冠動脈粥腫切除術（ロータブレーター）
PTE	pulmonary thromboembolism	肺血栓塞栓症
PT-INR	prothrombin time-International normalized ratio	プロトロンビン時間国際標準比
PTMC	percutaneous transluminal mitral commissurotomy	経皮的僧帽弁交連切開術
PTPA	percutaneous transluminal pulmonary angioplasty	経皮肺動脈拡張術
PTRA	percutaneous transluminal renal angioplasty	経皮的腎動脈形成術
PTS	post thrombotic syndrome	血栓後症候群
PTSMA	percutaneous transluminal septal myocardial ablation	経皮的中隔心筋焼灼術
PV	pulmonary vein	肺静脈

PVAD	percutaneous ventricular assist device	経皮的補助人工心臓
PVC	premature ventricular contraction	心室性期外収縮
PVD	prosthetic valve dysfunction	人工弁機能不全
PVE	prosthetic valve endocarditis	人工弁感染性心内膜炎
PVL	perivalvular leakage	人工弁周囲逆流
PVO	pulmonary vascular obstruction	肺血管閉塞性病変
PVR	pulmonary vascular resistance	肺血管抵抗
PWV	pulse wave velocity	脈波伝播速度

Q

QCA	quantitave coronary angiography	定量的冠動脈造影
QCU	quantitave coronary ultrasound	定量的血管内超音波
QOL	quality of life	生活の質

R

RA	renal artery	腎動脈
RA	rest angina	安静時狭心症
RA	right atrium	右房
RAA	renin-angiotensin-aldosterone	レニン・アンジオテンシン・アルドステロン
RAD	right axia deviation	右軸偏位
RAO	right anterior oblique	右前斜位
RAS	renin-angiotensin system	レニン・アンジオテンシン系
RASS	richmond agitation-sedation scale	鎮静評価スケール
RBBB	right bundle branch block	右脚ブロック
RCA	right coronary artery	右冠動脈
RCC	right coronary cusp	右冠尖
RCT	randomized controlled trial	無作為比較試験
RHD	rheumatic heart disease	リウマチ性心疾患
RMI	recent myocardial infarction	亜急性心筋梗塞症
RV	right ventricle	右室
RVB	right ventricular branch	右室枝
RVAD(RVAS)	right ventricular assist device(right ventricular assist system)	右心補助人工心臓
RVH	right ventricular hypertrophy	右室肥大

S

SACT	sinoatrial conduction time	洞房伝導時間
SAE	serious adverse event	重篤有害事象
SAM	systolic anterior motion	僧帽弁収縮期前方運動
SAP	stable angina pectoris	安定狭心症
SAPT	single antiplatelet therapy	抗血小板薬単剤療法
SAT	sub-acute stent thrombosis	亜急性ステント血栓症
SB	septal branch	中隔枝
SB	side branch	側枝
SCA	sudden cardiac arrest	突発性心停止
SCAD	spontaneous coronary artery dissection	特発性冠動脈解離
SCD	sudden cardiac death	心臓突然死
SDB	sleep-disordered breathing	睡眠呼吸障害
SEMI	subendocardial infarction	心内膜下梗塞症
SES	self-expandable stent	自動拡張型ステント
SES	sirolimus eluting stent	シロリムス溶出ステント

SF	stent fracture	ステント損傷
SFA	superficial femoral artery	大腿浅動脈
SGLT	sodium glucose cotransporter	ナトリウム・グルコース共輸送体
SHD	structural heart disease	心構造疾患
S-ICD	subcutaneous implantable cardioverter defibrillator	完全皮下植込み型除細動器
SIE	subacute infective endocarditis	亜急性細菌性心内膜炎
SIRS	systemic inflammatory response syndrome	全身性炎症反応症候群
SMA	superior mesenteric artery	上腸間膜動脈
SMI	silent myocardial ischemia	無症候性心筋虚血
SN	sinus node branch	洞結節枝
SNP	sodium nitroprusside	ニトロプルシドナトリウム
SNRT	sinus node recovery time	洞結節回復時間
SPECT	single-photon emission computed tomography	単光子放出型コンピュータ断層撮影
SPP	skin perfusion pressure	皮膚灌流圧
SSS	sick sinus syndrome	洞不全症候群
SST	subacute stent thrombosis	亜急性性ステント血栓
ST	stent thrombosis	ステント血栓症
STEACS	ST-elevation ACS	ST上昇型急性冠症候群
STEMI	ST-elevation myocardial infarction	ST上昇型心筋梗塞
SV	stroke volume	1回拍出量
SV	single ventricle	単心室症
SVC	superior vena cava	上大静脈
SVD（1VD）	single vessel disease（one vessel disease）	冠動脈1枝病変
SVG	saphenous vein graft	大伏在静脈グラフト
SVR	systemic vascular resistance	体血管抵抗
SVT	supravalvular tachycardia	上室性頻拍症
SVT	sustained ventricular tachycardia	持続性心室性頻拍症

T

TAA	thoracic aortic aneurysm	胸部大動脈瘤
TAH	total artificial heart	全置換型人工心臓
TAO	thromboangitis obliterans	閉塞性血栓性血管炎
TAP	tricuspid annuloplasty	三尖弁輪形成術
TAPSE	tricuspid annular plane systolic excursion	三尖弁輪収縮期移動距離
TAPVR	total anomalous pulmonary venous return	総肺静脈還流異常症
TAVI（TAVR）	transcatheter aortic valve implantation（replacement）	経カテーテル的大動脈弁置換術
TBI	trans brachial coronary intervention	経上腕動脈冠動脈治療
TBI	toe brachial index	足趾上腕血圧比
TCA	trans-collateral approach	経側副血行路アプローチ
TCFA	thin cap fibroatheroma	薄膜被覆線維性アテローム
TEE	transesophageal echocardiography	経食道心エコー検査
TFA	transfemoral approach	経大腿動脈アプローチ
TFI	trans femoral coronary intervention	経大腿動脈冠動脈治療
TG	triglyceride	中性脂肪
TGA	transposition of the great arteries	完全大血管転位症
TIA	transient ischemic attacks	一過性脳虚血発作
TL	true lumen	真腔
TLF	target lesion failure	標的病変不全
TLR	target lesion revascularization	標的病変再血行再建

TMVR	transcatheter mitral valve replacement	経皮的僧帽弁留置術
TnI	troponin I	トロポニンI
TnT	troponin T	トロポニンT
TOF	tetralogy of Fallot	ファロー四徴症
tPA	tissue plasminogen activator	組織型プラスミノゲン活性化因子
TR	tricuspid regurgitation	三尖弁逆流症
TRA	transradial approach	経橈骨動脈アプローチ
TRI	trans radial coronary intervention	経橈骨動脈冠動脈治療
TS	tricuspid stenosis	三尖弁狭窄症
TSI	tricuspid stenosis and intervention	三尖弁狭窄兼閉鎖不全症
TSR	tricuspid stenosis and regurgitation	三尖弁狭窄兼逆流症
TTE	transthoracic echocardiography	経胸壁心エコー検査
TTI	tension time index	心筋酸素需要の指標
TVD（3VD）	triple vessel disease（three vessel disease）	冠動脈3枝病変
TVF	target vessel failure	標的血管不全
TVR	target vessel revascularization	標的血管再血行再建

U

UAP、UA	unstable angina pectoris	不安定狭心症
UK	urokinase	ウロキナーゼ
ULMTD	unprotected left main trunk disease	非保護左冠動脈主幹部病変

V

VAD	ventricular assist device	補助人工心臓
VAP、VA	variant angina pectoris	異型狭心症
VF	ventricular fibrillation	心室細動
VF	ventricular flutter	心室粗動
VLST	very late stent thrombosis	超遅発性ステント血栓症
VOD	venoocclusive disease	静脈閉塞性疾患
VPC	ventricular premature contraction	心室性期外収縮
VRE	vancomycin resistant Enterococci	バンコマイシン耐性腸球菌
VSA	vasospastic angina	血管攣縮性狭心症
VSD	ventricular septal defect	心室中隔欠損症
VSP	ventricular septal perforation	心室中隔穿孔
VSR	ventricular septal rupture	心室中隔破裂
VT	ventricular tachycardia	心室頻拍
VTE	venous thromboembolism	静脈血栓塞栓症

W

WCD	wearable cardioverter defibrillator	着用型自動除細動器
WHO	World Health Organization	世界保健機関
WPW-S	Wolff-Parkinson-White syndrome	WPW症候群

Z

ZES	zotarolimus eluting stent	ゾタロリムス溶出ステント

WCCM のコメディカルによるコメディカルのための
「PCI を知る。」セミナー　第2弾は実践編
－お待たせしました！
　つねに満員・キャンセル待ちの大人気セミナーが、ふたたび目の前で始まる！

2024年7月1日発行　第1版第1刷ⓒ

編　著　西日本コメディカル
　　　　カテーテルミーティング
発行者　長谷川 翔
発行所　株式会社メディカ出版
　　　　〒532-8588
　　　　大阪市淀川区宮原3－4－30
　　　　ニッセイ新大阪ビル16F
　　　　https://www.medica.co.jp/
編集担当　渡邊亜希子
装　幀　市川 竜
表紙イラスト　ホンマヨウヘイ
組　版　株式会社明昌堂
印刷・製本　株式会社シナノ パブリッシング プレス

ISBN978-4-8404-8502-9　　　　　　　　　　　　　　　　Printed and bound in Japan

当社出版物に関する各種お問い合わせ先（受付時間：平日9：00～17：00）
●編集内容については、編集局 06-6398-5048
●ご注文・不良品（乱丁・落丁）については、お客様センター 0120-276-115